Peter Schleuter *Mit einem Schritt zum gesunden Rücken*

Der mystische Weg zu Christus

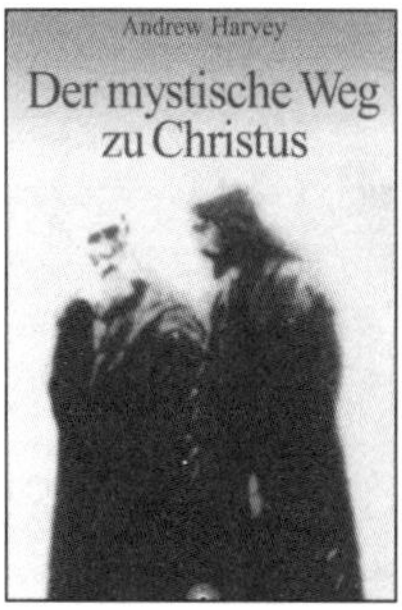

Andrew Harvey

Hardcover, 304 Seiten – ISBN 3-928632-91-4

In diesem Buch nimmt uns einer der berühmtesten religiösen Denker unserer Zeit auf eine Einweihungsreise in das voll erwachsene Christentum mit. Es enthüllt einen Christus, der allen engagierten Christen direkt zugänglich ist und dessen lebendige Botschaft jenseits der Strukturen existiert, die von den Kirchen in seinem Namen geschaffen wurden. Indem er die besten unter den modernen Geschichtsgelehrten und das Zeugnis der größten christlichen Mystiker aller Zeiten verwendet, belebt der Autor und Lehrer Andrew Harvey das revolutionäre Versprechen des frühen Christentums neu und stellt Jesus als den Sohn des Menschen vor: ein von Gott Erfüllter, dessen Ziel die Initiation aller menschlichen Wesen in die Kraft und die Glorie der ihnen innewohnenden Göttlichkeit war, der Sturz aller ungerechten Hierarchien und die Verwandlung der Erde in das Königreich Gottes. Anleitungen und Übungen aus den frühen mystisch-christlichen Traditionen vermitteln lebendige Inspirationen, Christus zu erfahren.

Der innere Schrei nach Erlösung

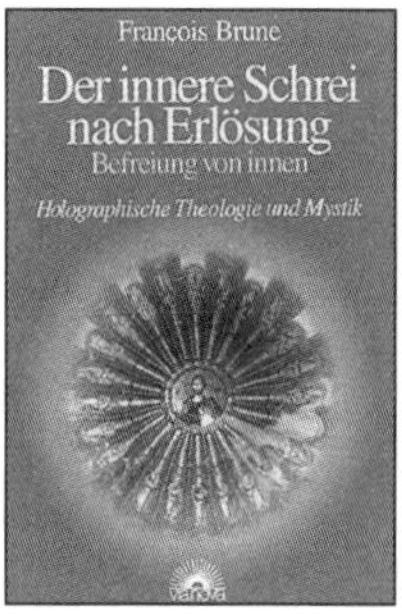

Befreiung von innen

François Brune

Gebunden, 256 Seiten – ISBN 3-928632-44-2

Die Welt als Hologramm – Erlösung von innen

Während viele das Ende des Christentums voraussagen, unterstreicht der Verfasser die absolut einzigartige Bedeutung des Christus für die Entwicklung der Menschheit. Anders als die philosophische Theologie ist die mystisch-holographische Theologie darauf ausgerichtet, von innen heraus wirksam zu werden. Der Autor bezieht in seine Betrachtungen auch Heilswege anderer Religionen, besonders die Bedeutung des Karma mit ein und betrachtet auch die christlichen Sakramente unter dem mystischen Aspekt.

Brune versteht die Welt als ein Hologramm, in dem alles mit allem verbunden ist, also auch jede Seele mit jeder anderen – und mit Christus, der aus der Tiefe einer jeden Menschenseele als Mittelpunkt des kosmischen Hologramms erstrahlt. Unfassbar? Aber wie, wenn es wahr wäre? Das gilt es in diesem Buch zu entdecken, das so fesselt wie eine Abenteuerreise – die Reise in die mystische Erfahrung.

Das Vaterunser

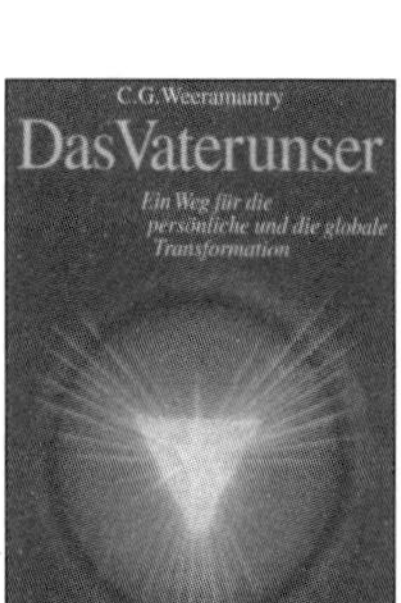

Ein Weg für die persönliche und die globale Transformation

C. G. Weeramantry

Paperback, 272 Seiten – ISBN 3-928632-63-9

Dieses Buch ist eine Darstellung richtungsweisender Lebensregeln und zugleich eine Antwort, wie in einer Zeit ohne verbindliche Orientierung religiöse – und das heißt für den Autor: in allen Kulturen wirkende – Prinzipien und Werte im praktischen, alltäglichen Leben und auf dem Gebiet der Rechtsprechung verwirklicht werden können. Im christlichen Kulturkreis sind diese in allen Weltreligionen gültigen Prinzipien besonders prägnant im Vaterunser zusammengefasst. Es ist faszinierend, dem Autor zu folgen, wie er in diesem logisch-sachlich aufgebauten Werk zeigt, dass das Vaterunser nicht nur **das** Gebet des Christentums ist, sondern zugleich auch eine unerschöpfliche Schatzkammer an allgemein menschlichen und juristisch fassbaren Regeln und Rechten enthält. Ziel des Autors ist es, die hohen und zugleich einfachen Prinzipien des Vaterunsers in Regeln praktischen Verhaltens umzusetzen.

Es muss einen besseren Weg geben

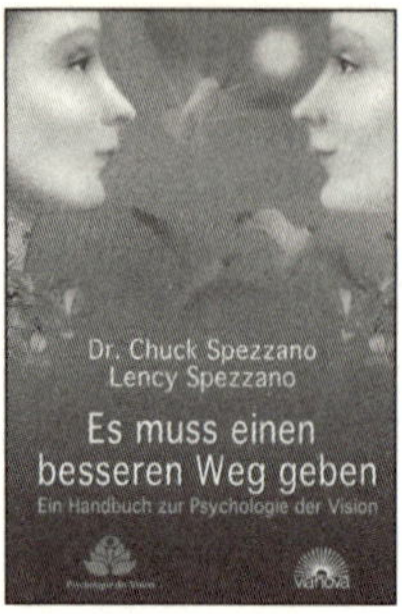

Ein Handbuch zur Psychologie der Vision

Dr. Chuck Spezzano und Lency Spezzano

Hardcover, 184 Seiten – ISBN 3-936486-25-5

Dieses neue, systematisch aufgebaute und dabei übersichtlich-prägnante Handbuch zur Psychologie der Vision

- gibt einen Einstieg, um die grundlegenden Prinzipien der Psychologie der Vision einer breiten interessierten Öffentlichkeit zugänglich zu machen;
- beschreibt das Wesen und den Wert der Psychologie der Vision für Therapeuten und für Menschen, die selber an sich arbeiten möchten;
- bietet einen einfachen Zugang zum Verständnis von Essenz, Modellen, Methoden und Techniken der Psychologie der Vision;
- fördert die Vertiefung von Prozessen für Teilnehmer/-innen an Vorträgen und Seminaren über die Psychologie der Vision und stellt einen Leitfaden für Menschen dar, die sich eine formelle Ausbildung überlegen;
- präsentiert schließlich innovative und machtvolle geistige Samen, um das Bewusstsein zu transformieren und die Welt zum Besseren zu verändern.

Verwandle Mißerfolg in Erfolg

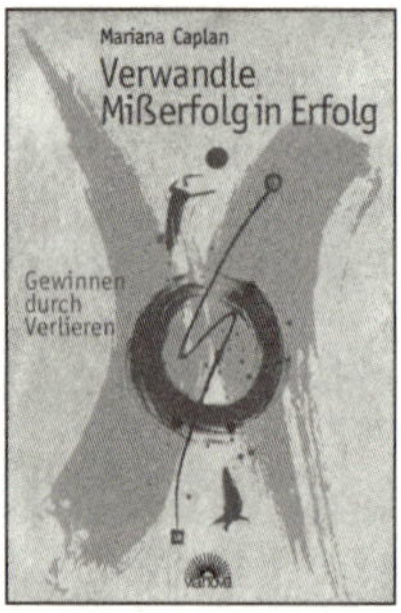

Gewinnen durch Verlieren

Mariana Caplan

Paperback, 168 Seiten – ISBN 3-936486-17-4

Was geschieht, wenn alle unsere vermeintlichen Götter – Glück, Gesundheit und Liebe – uns im Stich lassen? Genau dann entsteht das Potenzial für eine klarsichtige Bewusstheit, die zu wahrer Erkenntnis der Realität, zu nie dagewesenem Wachstum und zu radikaler Transformation führen kann. Das ist die Lehre, die Mariana Caplan dem Leser in diesem Buch vermitteln will. Auf anschauliche und spannende Weise beschreibt sie, wie man durch Misserfolge und den Verlust vermeintlich wichtiger Dinge zu der Erkenntnis gelangt, dass authentischer Erfolg nicht an materiellen Dingen, Vorstellungen oder Erwartungen, sondern an der Qualität unseres Menschlichseins und unseres Daseins gemessen wird. Der Schriftsteller Joseph Chilton Pearce bezeichnet das Buch als „ein Werk voll zarter Weisheit, echter Führung und mitfühlender Richtungsweisung".

Kontemplation und Mystik

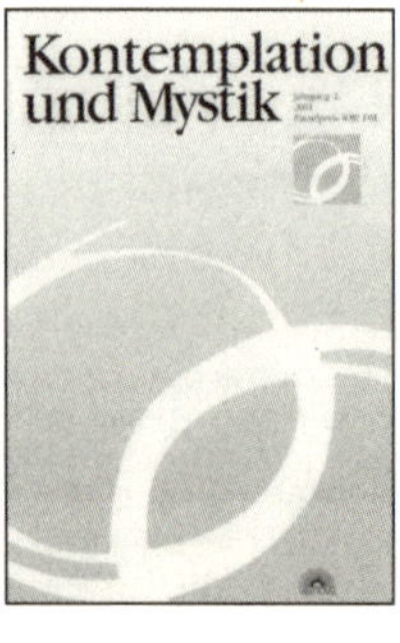

Paperback, 48 Seiten, zwei Ausgaben: Frühjahr und Herbst

ISSN 1610-2185

Kontemplation und Mystik ist eine **Zeitschrift** zu Praxis und Theorie kontemplativen Lebens. Ihr Anliegen ist, den alten, fast vergessenen christlichen Gebetsweg der Kontemplation wieder bekannt zu machen, der in den Raum mystischer Erfahrungen führt. So möchte diese Zeitschrift all jenen als Forum dienen, die sich der mystischen Tradition verbunden fühlen und konkrete Anregungen und Impulse für den eigenen spirituellen Weg suchen. Damit dient die Zeitschrift dem Dialog sowohl innerhalb der christlichen Tradition sowie zwischen den verschiedenen mystischen Erfahrungswegen der Religionen, als auch den angrenzenden Wissensgebieten und Forschungsfeldern, insbesondere der transpersonalen Psychologie.

Die Beiträge in **„Kontemplation und Mystik"** sind aus der Erfahrung heraus für die Erfahrung transpersonaler, mystischer Bewusstseinsräume geschrieben. Sie berücksichtigen gleichermaßen die mystische Tradition sowie deren Verwirklichung im spirituellen Alltag. So ist diese Zeitschrift ein wichtiger Begleiter auf dem Weg nach innen.

Peter Schleuter

Mit einem Schritt zum gesunden Rücken

VAK

VAK Verlags GmbH Kirchzarten bei Freiburg

An dieser Stelle möchte ich mich ganz herzlich bei allen bedanken, die mir die Herausgabe dieses Ratgebers durch ihre Hilfe ermöglicht haben; insbesondere gilt mein Dank meiner Familie, die mich seit Jahren bei der Durchführung dieses Projekts unterstützt hat.

P.S.

Die Deutsche Bibliothek – CIP-Einheitsaufnahme
Schleuter, Peter:
Mit einem Schritt zum gesunden Rücken /
Peter Schleuter. – Kirchzarten bei Freiburg : VAK, 2001
ISBN 3-932098-83-8

Physikalisch-mathematische Berechnung und Beratung: Dipl.phys. Gerald Huss
Illustrationen: Dominik Förderreuther
Fotomodelle: Susi Kretschmer, Waggi Kretschmer, Maria Kopp
Fotos: Studio 1, München
Lektorat: Norbert Gehlen
Satz und Layout: vwi / VAK
Umschlag: VAK
Druck: Himmer, Augsburg
Printed in Germany
ISBN 3-932098-83-8

Inhaltsverzeichnis

Vorwort

Seit einem Vierteljahrhundert behandle ich als Arzt Patienten, die unter Rückenschmerzen leiden. Durch die langjährige Beobachtung der Bewegungsabläufe bei meinen Patienten bin ich zu dem Schluss gekommen, dass deren Rückenbeschwerden meist durch falsches Verhalten im Alltag verursacht sind.

Dies scheint eine allgemein gültige Erkenntnis zu sein, da sich in den vergangenen Jahren eine große Anzahl von Rückenschulen etabliert hat, die den Patienten richtige Bewegung und richtiges Verhalten im Alltag vermitteln wollen. Krankenkassen, Berufsgenossenschaften, Sportvereine und Fitnesszentren versuchen, in mehrstündigen Kursen den Patienten die Lehrinhalte der Rückenschulen nahe zu bringen; zahlreiche Broschüren bezüglich des richtigen Bewegungsverhaltens werden von Krankenkassen und Berufsgenossenschaften verbreitet und an ihre Mitglieder verteilt; in vielen Illustrierten, Tageszeitungen, der Apothekerzeitung und sogar in Kirchenzeitungen finden sich Ratschläge für die richtige Bewegung im Alltag.

Da viele meiner Patienten nach derartigen Unterweisungen immer noch unter denselben Beschwerden litten wie zuvor, sah ich mich veranlasst, mich näher mit den Lehrinhalten der Rückenschulen, den überall zu findenden Ratschlägen und Ratgeberbüchern zu befassen. Dabei konnte ich schnell feststellen, dass die wenigsten Bewegungsvorschläge den physikalischen Gesetzen (wie Hebel-, Druck-, Zug- und Stabilitätsgesetzen) entsprachen. Es erschien mir deshalb auch in ergonomischer Beziehung nicht vertretbar, dass geplagte Patienten mühevoll etwas erlernen sollten, das ihren körperlichen Voraussetzungen widerspricht.

Im Laufe meines beruflichen Wirkens habe ich ein Bewegungskonzept für meine Patienten und ihre Bewegungen im Alltag entwickelt. In der vorliegenden Broschüre werden diese Alltagsbewegungen in ihrem Bezug zu einfachen, physikalischen Gesetzen in Wort und Bild dargestellt und gewertet; dabei wird die Möglichkeit einer einfachen Alternative aufgezeigt, die im Einklang mit den ergonomischen Gesetzen steht und geeignet ist, Rückenbeschwerden zu vermeiden oder zu lindern.

Einleitung

Weit verbreitet sind in unserer Zeit Beschwerden der Wirbelsäule, insbesondere der Lendenwirbelsäule. Betroffen sind Arbeiter und Handwerker genauso wie Büroangestellte, Manager und Hausfrauen. Die Praxisräume der Ärzte sind voll von Kreuzschmerzkranken, die Physiotherapeuten haben alle Hände voll zu tun, und „Rückenschulen“ stehen auf dem Programm der meisten Rehabilitationseinrichtungen. Die Präventionsprogramme der Krankenkassen und Berufsgenossenschaften verursachen Kosten in beträchtlicher Höhe. Die Firmen sind durch hohe Lohnfortzahlungskosten der rückenkranken Arbeitnehmer stark belastet.

Sehr häufig leiden sogar junge, durchtrainierte Leistungs- und Freizeitsportler (auch solche mit sehr ausgeprägter und ausgezeichnet trainierter Rückenmuskulatur) an Rückenschmerzen; ja selbst Bandscheibenvorfälle sind in dieser Patientengruppe oft anzutreffen. Offensichtlich sind gewisse Sportarten nicht ganz unbeteiligt an der Entstehung von Rückenschmerzen, obwohl Sport allgemein als gesund betrachtet wird. Einige Sportarten, wie z. B. Volleyball, Squash und Gewichtheben, erscheinen allerdings schon auf den ersten Blick rückenbelastend.

Belastende Gymnastikübungen wie Knie- und Rumpfbeugen gehören häufig zum Übungsprogramm von Heimgymnastik, Skigymnastik oder Fitnesstraining. Das Ziel ist jeweils: bessere Beweglichkeit, mehr Kraft, Schnelligkeit und Ausdauer, das Erreichen einer idealen Figur. Zudem soll die sportliche Betätigung Ausgleich sein für die im Alltag notwendigen Zwangshaltungen und Bewegungen.

Im Alltag sind die Anforderungen an die Wirbelsäule oft beträchtlich: Je nach Tätigkeit, ob man viel sitzt oder steht, ob man sich viel bücken oder schwer heben muss; immer wird die Wirbelsäule dabei dauerhaft belastet. Es erscheint deswegen wenig sinnvoll, auch noch in seiner Freizeit den Rücken durch entsprechende Übungen zusätzlich zu belasten.

Warum und wie sich die verschiedenen Alltagsbewegungen auf die Gewebestrukturen des Rückens und auf den Rücken selbst auswirken, soll im Folgenden erklärt werden. Anschließend wird eine einfache Möglichkeit aufgezeigt, dem zu begegnen. Zunächst wird ausführlich und allgemein verständlich dargestellt, von welchen anatomischen und physikalischen Voraussetzungen alle Ratschläge zur Schonung des Rückens ausgehen sollten. Wer neugierig ist auf das Neuartige an den hier empfohlenen Regeln für richtiges Bewegen im Alltag, kann erst einmal auf Seite 24 weiterlesen.

Naturgesetzliche Zusammenhänge

Gelenkstrukturen und ihre Belastungen

Jedes Gelenk des Körpers besteht aus zwei Gelenkpartnern, einem oberen und einem unteren (Abb. 1). Die Gelenkpartner besitzen eine jeweils zu dem anderen passende Gelenkfläche. Meist ist eine Fläche rund (konvex), die andere hohl (konkav). Das einfachste Gelenk ist ein Scharniergelenk (z. B. Fingergelenk), bei dem nur die Bewegung um eine Achse möglich ist, nämlich Beugung und Streckung. Bei einem Sattelgelenk (Daumen) sind bereits Bewegungen in mehrere Richtungen möglich und bei einem Kugelgelenk (Schulter- und Hüftgelenk) sind Bewegungen in alle Richtungen möglich. Besteht eine besondere Druck- oder Stoßbelastung, so befinden sich Knorpelscheiben als „Stoßdämpfer" zwischen den knöchernen Gelenkpartnern (z. B. Meniskus im Kniegelenk, Bandscheiben zwischen den Wirbelkörpern).

Seine Stabilität und seinen Bewegungsausschlag erhält das Gelenk durch seinen Bau. Die Stabilität wird verbessert durch Bindegewebsbänder (B), die direkt von einem Knochenende zum anderen ziehen. Zusätzlich festigend wirken Sehnen (S), die nahe am Gelenk über das Gelenk ziehen und mittels derer die Muskeln (M) einen Gelenkpartner gegenüber dem anderen bewegen. Umgeben wird das Gelenk von einer Kapsel (GK), die es von der Umgebung abgrenzt und den Stoffaustausch besorgt.

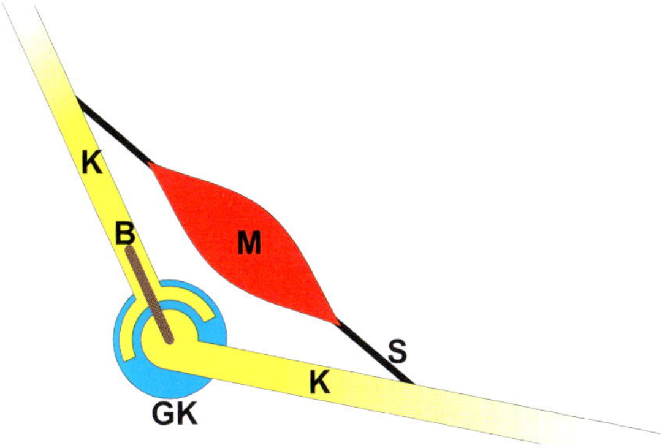

Abb. 1:
Schematische Darstellung eines Gelenks:
GK = Gelenkkapsel
K = Knochen
M = Muskel
S = Sehne
B = Band

Die meist sehr lange Haltbarkeit und Funktionstüchtigkeit bis ins hohe Alter spricht für die Qualität der einzelnen Strukturen. Allerdings sind auch die so perfekt gebauten Gelenke unterschiedlichen schädigenden Einflüssen ausgesetzt: Durch Verletzungen und Erkrankungen (Geschwülste und Entzündungen) können bleibende Veränderungen eintreten.

Auch durch inadäquate ständige Belastung und Überlastung der Gelenke kommt es schließlich zu ihrer Schädigung. Das Ausmaß dieser Schädigung ist abhängig von der Stärke und Dauer des schädigenden Einflusses; so erzeugt eine lang anhaltende kleine Einwirkung oft einen größeren Schaden als eine kurze stärkere. Man denke nur an das alte Sprichwort: „Steter Tropfen höhlt den Stein."

Leider ist eine geschädigte Gelenkstruktur auch durch Training nicht wiederherstellbar. Ein einmal verändertes Gelenk (Arthrose) bleibt verändert, ein einmal gelockertes Band bleibt locker. Eine schwache Sehne lässt sich auch durch Muskeltraining nicht stärken. Ein stärkerer Muskel zieht nur noch mehr an der Sehne, die ohnehin schon überlastet ist.

Die Folge davon ist, dass das Gelenk bei seiner Bewegung nicht mehr so gut geführt wird, die Bewegungsqualität wird herabgesetzt. Es entsteht die Gefahr von Verklemmungen und Verkantungen der bewegten Teile und eine dadurch verursachte weitere Gewebsschädigung, vergleichbar etwa mit einer schlecht geführten, alten Schublade, die sich verklemmt, oder mit den Lagern eines alten Motors, die sich „fressen".

Die Wirbelsäule

Die Wirbelsäule erhält ihre Beweglichkeit dadurch, dass die einzelnen Wirbelkörper durch die Zwischenwirbelgelenke miteinander verbunden werden. Ein solches Gelenk befindet sich jeweils auf der rechten und auf der linken Seite. Die Form und die Stellung der Gelenkflächen der Zwischenwirbelgelenke erlauben Bewegungen bis zu einem gewissen Grad. Die Fortführung der Bewegung darüber hinaus ist nicht weiter möglich, da diese nun zugunsten der Stabilität eingeschränkt wird. Zwischen den Wirbelkörpern befindet sich als Stoßdämpfer die Bandscheibe, welche aus einer zähen Masse *(Nucleus pulposus)* besteht, die von einem Faserring *(Anulus fibrosus)* in Form gehalten wird. An der Hinterseite des Wirbelkörpers entspringt an beiden Seiten ein knöcherner Bogen, der nach hinten hin den Dornfortsatz bildet und in seiner Mitte ein Loch für den Durchtritt des Rückenmarks freilässt. Die Nerven verlassen durch eine knöcherne Aussparung an der Unterseite des Wirbelbogens, das Zwischenwirbelloch, den Rückenmarksraum.

Eine Stabilitätsverbesserung wird durch meist längs gerichtete Bänder erzielt: Diese befinden sich an den Gelenken und ziehen an der Vorder- und Hinterseite aller Wirbelkörper entlang. Ebenso verbinden Bänder die Dornfortsätze miteinander, sie befinden sich auch zwischen den zuvor beschriebenen Wirbelbögen.

Die Entstehung von Bandscheibenschäden

Durch lang dauernde, oft langjährige, übermäßige Belastung (z.B. Alltagsbewegungen) kommt es allmählich zum Nachlassen der Elastizität der haltenden Bänder. Beim Versuch der Haltemuskulatur der Wirbelsäule, den dadurch entstehenden Stabilitätsverlust auszugleichen, wird diese überlastet. Dies führt auf Dauer besonders zu Schmerzen an den Ansatzstellen der Muskulatur, bekannt als so genannte Insertionstendinose (Abb. 2).

Abb. 2:
Verstärkter Muskelzug erzeugt einen Reiz an den Ansatzstellen, hier am Beckenkamm.

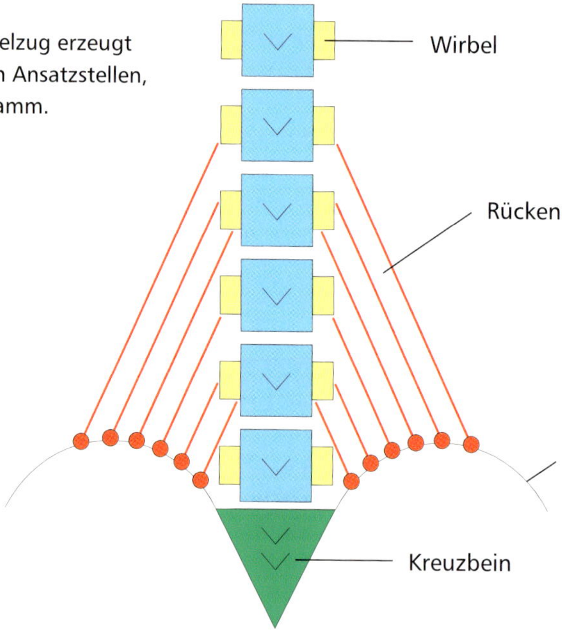

Die Muskeln werden bereits im Stehen, d.h. in Ruhe so belastet, dass sie den sich beugenden und dehnenden Körper nicht mehr genügend halten können. Der Oberkörper muss nun überwiegend von den Bändern gehalten werden, welche für diese Aufgabe nicht geeignet sind. Er hängt gewissermaßen in seinen Bändern, die ihrerseits wieder überlastet und gereizt werden. Schmerzen sind auch hier die Folge. Die Bänder, welche die Dornfortsatzspitzen miteinander verbinden und an deren Knochenhaut befestigt sind, werden beim Beugevorgang am meisten gespannt. Diese Zugspannung wird auf die Knochenhaut übertragen; diese wird dadurch gereizt und es kommt zur Knochenhautentzündung (Baastrup'sche Erkrankung). In diesem Entzündungsstadium ist bereits leichtes Bücken schmerzhaft, aber auch das Zurückbeugen verursacht Schmerzen, wenn sich die entzündeten Knochenhäute zweier benachbarter Dornfortsätze berühren.

Die durch tägliche Belastungen entstandene allgemeine Gefügelockerung spielt eine große Rolle bei der Entstehung von Bandscheibenschäden. Weil die Bewegung der Wirbel zueinander durch die Lockerung nicht mehr exakt geführt werden kann, gerät die Bandscheibe an gewissen Stellen unter zu großen Druck und wird dadurch beschädigt, oft so sehr, dass eine einfache Bückbewegung aufgrund der Hebelwirkung genügt, um einen Bandscheibenvorfall auszulösen. Die betroffenen Patienten wundern sich dann meistens: „Ich hab' mich doch nur gebückt!“ *Was macht nun solch einen alltäglichen Bückvorgang so gefährlich?*

Bei der Beugung nach vorne wird die Bandscheibe keilförmig verformt (Abb. 3). Bei zu schnellem oder ungleichmäßigem Wiederaufrichten gerät die hinten befindliche Bandscheibenmasse plötzlich unter großen Druck: Sie kann nicht schnell genug nach vorne ausweichen, sodass sich der Druck auf den hinteren Faserring überträgt und Bandscheibenmasse durch ihn hindurchdrückt (Abb. 4).

Je nach Ausmaß entsteht eine Bandscheibenvorwölbung (Protrusion) oder ein Bandscheibenvorfall (Prolaps, Abb. 5). In der Folge entsteht ein entsprechen-der Druck auf das Rückenmark bzw. auf die Nerven, die das Rückenmark verlassen. Dabei kommt es zu meist sehr starken Schmerzen, zu Gefühlsstörung oder Muskelschwäche bis zur Lähmung.

Diese Ereignisse können, wie gesagt, schon bei einer banalen Bewegung eintreten. Es ist also anzuraten, sich immer „richtig“, wie im Nachfolgenden noch genaucr beschrieben wird, zu bewegen. Schon ein einziger Fehler kann genügen, um einen Bandscheibenvorfall auszulösen. Dann hilft nur noch eine intensive

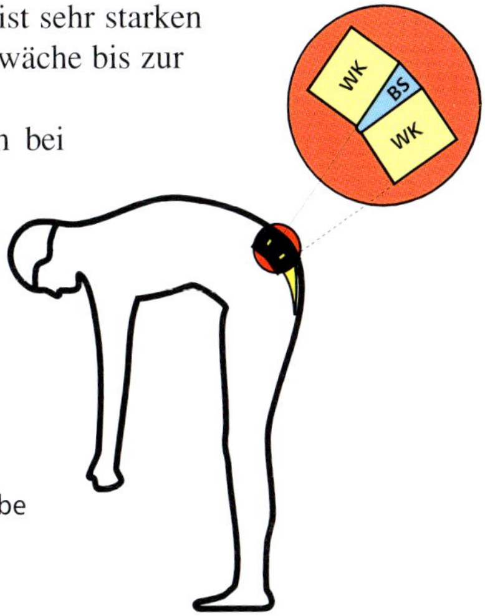

Abb. 3: Beim Bücken nach vorne wird die Bandscheibe zwischen den Wirbelkörpern keilförmig verformt. Vorne entsteht Druck, hinten Zug.

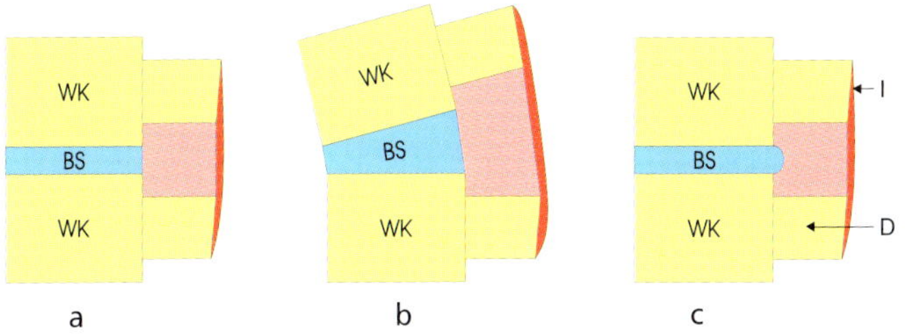

Abb. 4: a = Bandscheibe bei aufrechter Haltung, b = keilförmige Verformung der Bandscheibe beim Bücken, c = Beim Wiederaufrichten kann durch den plötzlichen Überdruck eine Vorwölbung oder ein Vorfall entstehen.

medizinische Behandlung; oft wird sogar eine Operation notwendig und eine völlige Heilung ist nicht immer möglich.

Hier sind nur einige häufige Ursachen für Rückenerkrankungen genannt; seltenere Ursachen für Rückenerkrankungen werden hier nicht gesondert vorgestellt; dies bleibt entsprechenden Fachbüchern vorbehalten.

Aus den vorherigen Ausführungen dürfte klar hervorgehen, dass nur Bewegungen, die die Dauerbelastung weitgehend vermeiden, zur Vorbeugung und auch Behandlung geeignet sind. Man möge sich dabei vorstellen, dass die gereizten Strukturen im weitesten Sinne eine Wunde darstellen, die, wenn sie immer wieder aufgerissen wird, ewig frisch gehalten werden kann. Man muss sich zur Vorsorge so bewegen, dass das Gewebe nicht gereizt wird. Zur Behandlung muss man dem bereits gereizten Gewebe die Möglichkeit geben sich zu beruhigen.

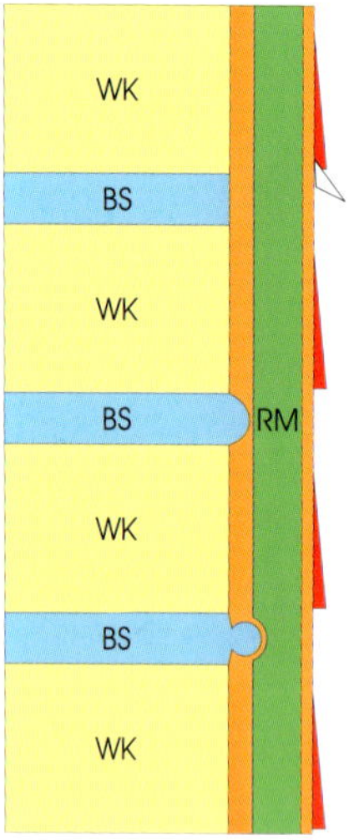

Abb. 5a:
Bandscheibe oben normal, Mitte vorgewölbt, unten vorgefallen (schematisch von der Seite gesehen)

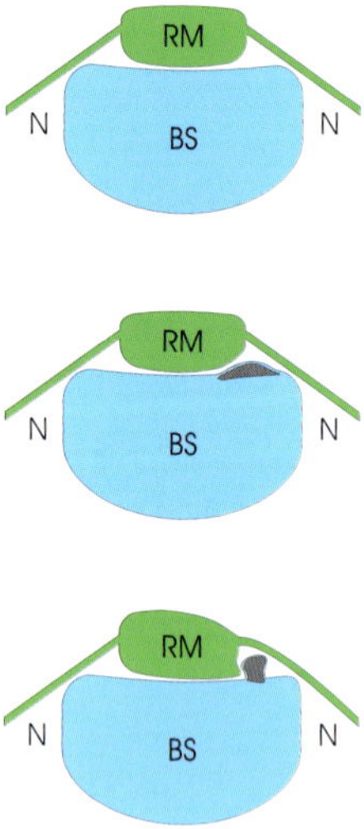

Abb. 5b wie Abb. 5a:
(schematisch im Querschnitt)

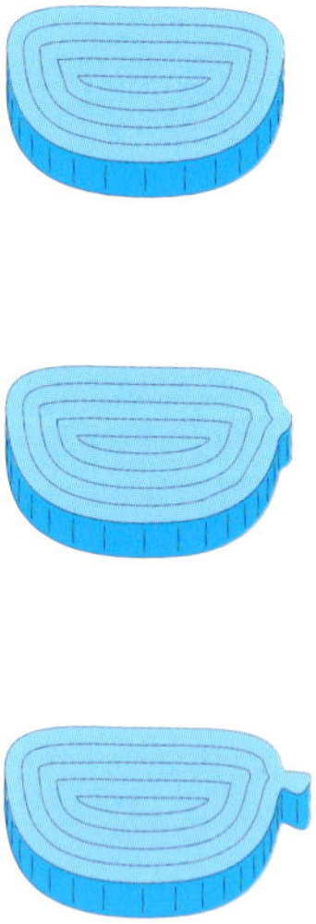

Abb. 5c:
Dreidimensionale Darstellung der Bandscheibe

(BS = Bandscheibe, N = Nerv, RM = Rückenmark, WK = Wirbelkörper,
I = Interspinalband = Band zwischen den Wirbeldornfortsätzen, D = Dornfortsatz)

Ergonomische Gesetzmäßigkeiten

Stabilität und Instabilität

Einfache physikalische Gesetze bilden die Grundlage für Haltung und Bewegung. Diese Gesetze sind Naturgesetze und sind daher voll auf den menschlichen Körper, der ein Teil der Natur ist, übertragbar.

Bei Betrachtung eines Körpers im Raum gilt:
Je kleiner die Standfläche eines Körpers ist, desto instabiler steht dieser, abhängig von Höhe, Breite und Tiefe und abhängig davon, wie sich das Mittellot zur Standfläche verhält. Ob es in die Standfläche fällt oder ob es aus ihr herausfällt, bestimmt seine Standfestigkeit (Abb. 6 und 7).

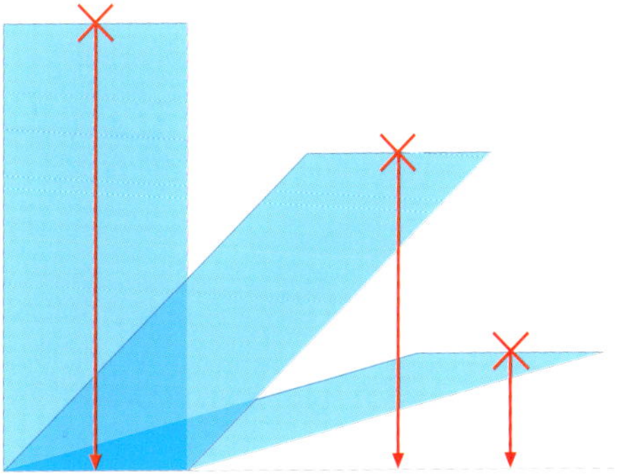

Abb. 6:
Je mehr das Mittellot außerhalb der Standfläche fällt, desto instabiler steht der Körper.

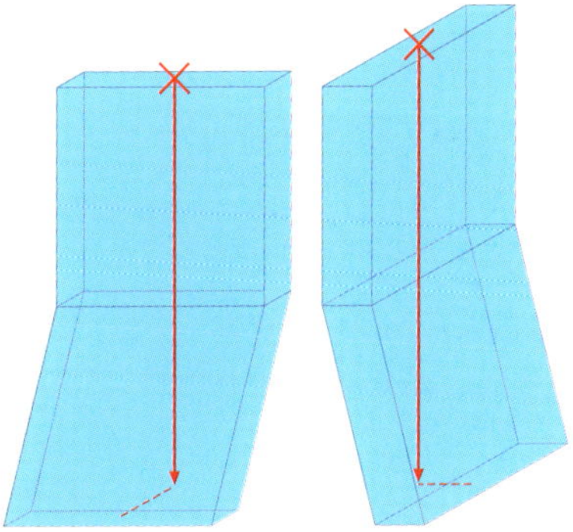

Abb. 7:
Mittellot eines geknickten Körpers fällt außerhalb der Grundfläche (Schräg- und Vorderansicht).

Der aufrechte Gang

Diese Stabilitätsgesetze müssen auf den Menschen unter besonderer Berücksichtigung des aufrechten Ganges übertragen werden. Im Laufe seiner Stammesgeschichte hat sich der Mensch aufgerichtet und ist damit gegenüber dem Vierbeiner instabiler geworden. Er stellt durch diese Aufrichtung einen hohen und flachen Körper dar, der geometrisch einem quaderförmigen Körper entspricht, welcher auf seiner Schmalseite steht (Abb. 8). Den Sockel dieser Säule bilden die Füße, die durch ihre Größe die Stabilität verbessern. Im Vergleich zu anderen Säugetieren verfügt der Mensch über die größte Fußgröße. Selbst ein Elefant kann in Bezug zur Körpergröße nicht konkurrieren. Der Mensch schwankt zwar in Ruhe mit geschlossenen Füßen „wie eine Fahnenstange im Wind“, dafür hat er bezüglich der Schwerkraftbelastung einen deutlichen Vorteil gegenüber den Vierbeinern: Die einzelnen Wirbel stehen wie die

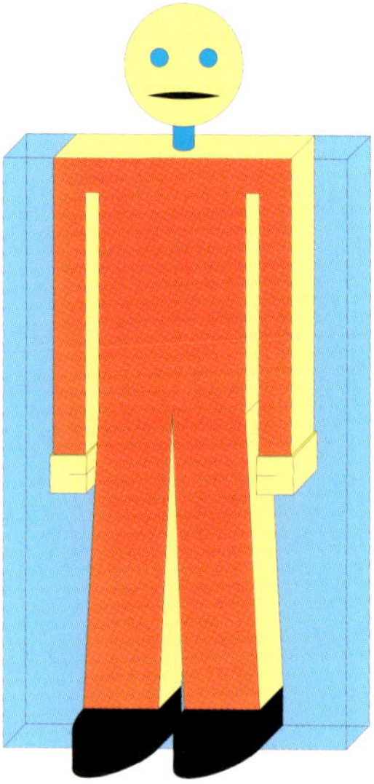

Abb. 8:
Ein Mensch, der in dieser Haltung steht, verhält sich wie eine Säule oder ein Mast: Er steht instabil.

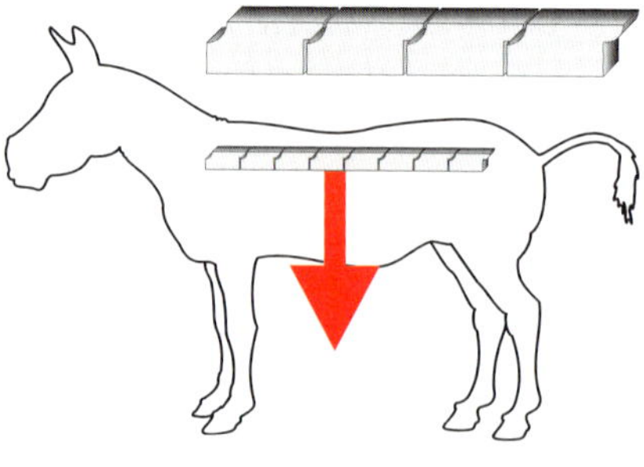

Abb. 9a: Beim Vierbeiner wirkt die Schwerkraft statisch ungünstig, senkrecht auf die waagrechte Wirbelsäule.

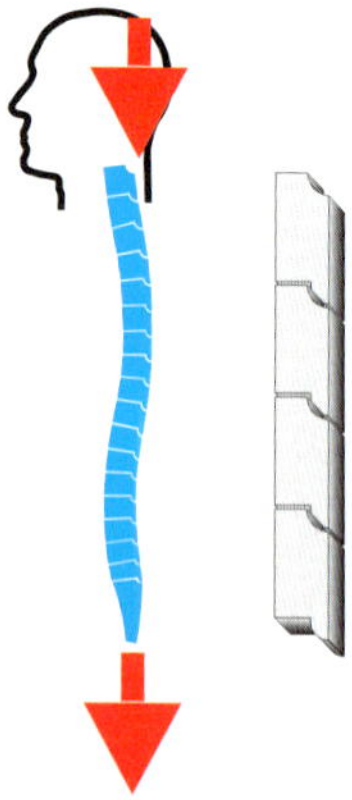

Abb. 9b: Beim Menschen wirkt die Schwerkraft statisch günstig, senkrecht zu der senkrechten Wirbelsäule.

Ziegelsteine einer Mauer aufeinander und stützen sich gegenseitig (Abb. 9b), während die Wirbel der Vierbeiner (Abb. 9a) nebeneinander stehen und einem dauernden Zug der Schwerkraft nach unten zum Boden hin ausgesetzt sind. Schon allein im Hinblick auf die Wirbelsäule wäre ein annähernd dem des Menschen vergleichbares Lebensalter der Tiere nicht denkbar; die Säugetiere verbringen außerdem den größten Teil ihres Lebens im Liegen, im Gegensatz zum Menschen, der meistens ca. 16 Stunden täglich sitzt, geht oder steht und dabei noch den Arbeits- und Alltagsbelastungen ausgesetzt ist.

Die größte Anfälligkeit der menschlichen Wirbelsäule besteht da, wo die Wirbelsäule am meisten von der Senkrechten abweicht, also im Bereich der unteren Hals- und Lendenwirbelsäule. Dort hat sie ihre größte Beweglichkeit und dort treten auch die meisten Beschwerden auf. Der aufrechte Gang für sich gesehen stellt also nicht unbedingt einen Nachteil dar, vorausgesetzt, man setzt ihn nach den natürlichen Gesetzmäßigkeiten ein und vermeidet so ständige Fehler bei den Alltagsbewegungen.

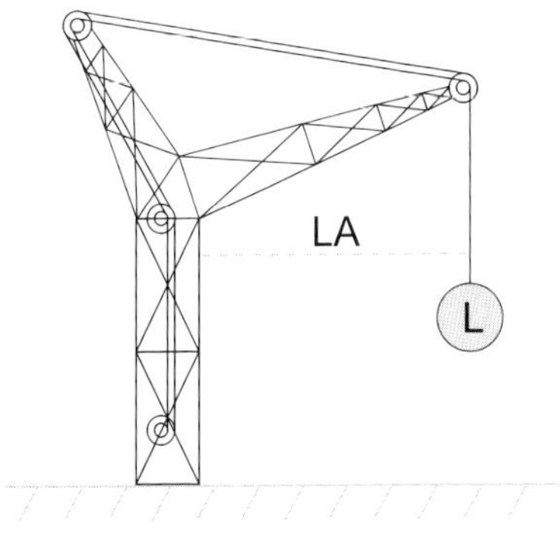

Abb. 10:
Wirksame Kräfte bei einem Kran – Last x Lastarm = Kraft x Kraftarm.

Die Bewegung in Bezug zum Lastarm

Außer der Statik der Wirbelsäule ist auch die Abhängigkeit von Stellung und Bewegung, das Wechselspiel von Statik und Dynamik in Betracht zu ziehen. Beim Greifen oder Beugen nach vorne bestimmen mechanische Gesetze den Kraftaufwand: Sobald eine Hand nach vorne greift (Abb. 12) oder der Oberkörper sich nach vorne neigt, entsteht ein Lastarm, wie bei einem Kran, bei dem das Gleichgewicht durch ein Gegengewicht aufrechterhalten werden muss. *Es gilt:* Last x Lastarm = Kraft x Kraftarm (Abb. 10).

Das Gleichgewicht beim Menschen muss von der Rückenmuskulatur hergestellt werden. Diese Gleichgewichtsarbeit muss fortwährend geleistet werden, denn der

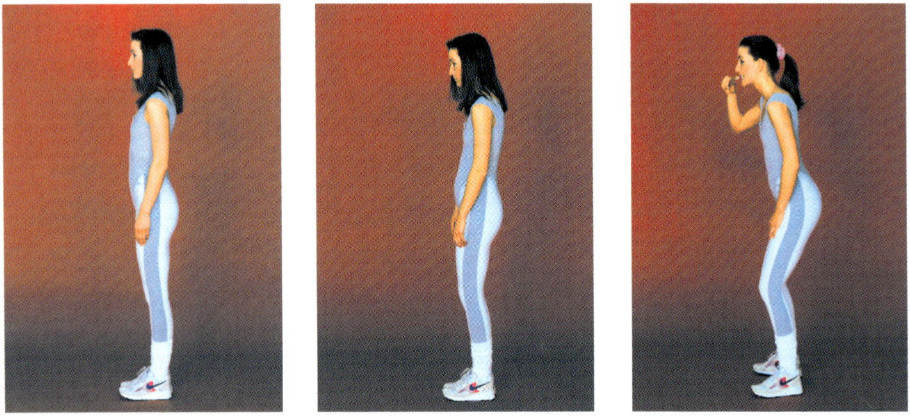

Abb. 11: Verschiedene **instabile** Grundstellungen: Die „stramme" Haltung ist nicht stabiler als eine „schlaffe" Haltung, in der Hockstellung entsteht zusätzliche Instabilität.

Oberkörper tendiert dauernd dazu, nach vorne zu fallen, weil das Lot vom vordersten Körperteil (je nach Haltung – Nase, Busen oder Bauch) außerhalb der Standfläche fällt. Diese Tendenz ist weitgehend unabhängig davon, ob man jetzt eine straffe Körperhaltung (Bauch rein – Brust raus) einnimmt, schlaff mit hängenden Schultern dasteht oder sich mit gebeugten Knien hinstellt (Abb.11).

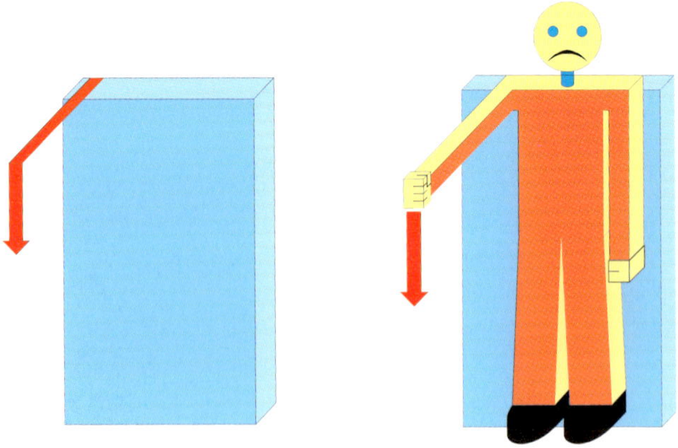

Abb. 12a: Last von vorne erhöht die Instabilität. (Annäherungsmodell für die Wirkung der Kraft in der Frontalstellung)

Eine entscheidende Verbesserung der Statik ist nur möglich, wenn man ein Bein nach vorne bringt und damit eine Drehung des geometrischen Körpers um etwa 90° erreicht (Abb.12b). Der Angriff der Kraft erfolgt jetzt auf die Längsseite der Grundfläche, nicht mehr auf die Breitseite. Bei einer Bewegung nach vorne unterstützt dieses Bein den Oberkörper und den Arm, der auf derselben Seite nach vorne greift.

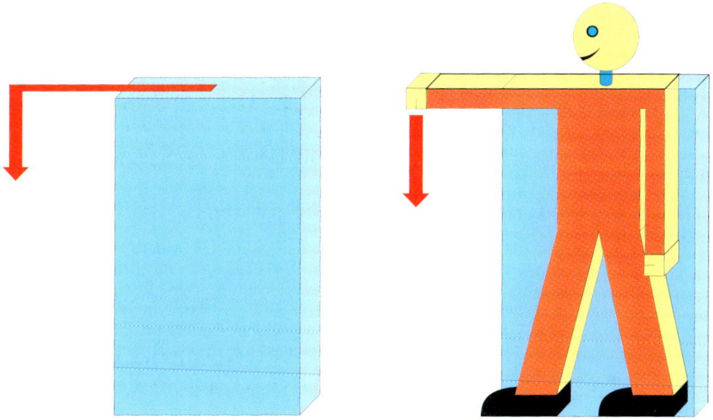

Abb. 12b: Last von der Seite vermindert die Instabilität. (Annäherungsmodell für die Wirkung der Kraft in der Schrittstellung)

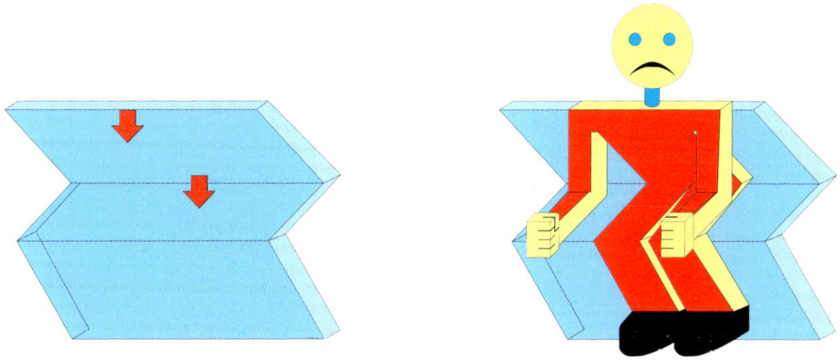

Abb. 13: Der gefaltete Körper ist nach vorne und hinten **instabil** entsprechend der Hockstellung.

Die Hocke, ergonomisch betrachtet

Die Instabilität erhöht sich um so mehr, je mehr die Stellung des Körpers von der regelmäßigen Rechteckform abweicht (Abb.13).

Auf den Menschen und seine Bückbewegung übertragen bedeutet dies: Die Instabilität erhöht sich um so mehr, je mehr er in die Knie geht. Am größten ist die Instabilität in der Hockstellung. Diese Hockstellung kann man mit der geometrischen Figur einer Doppelpyramide vergleichen: Diese steht mit der einen Spitze auf den Zehen, auf der gegenüberliegenden Spitze balanciert sie eine Kugel – den Kopf; dies ist eine sicherlich sehr labile Gleichgewichtssituation (Abb. 14 und 15). Diese Stellung entsteht nicht ohne Anstrengung, sondern es ist eine erhebliche Muskelarbeit notwendig, um überhaupt in diese Stellung zu kommen, und noch mehr Arbeit ist erforderlich, um diese Haltung aufrechtzuerhalten:

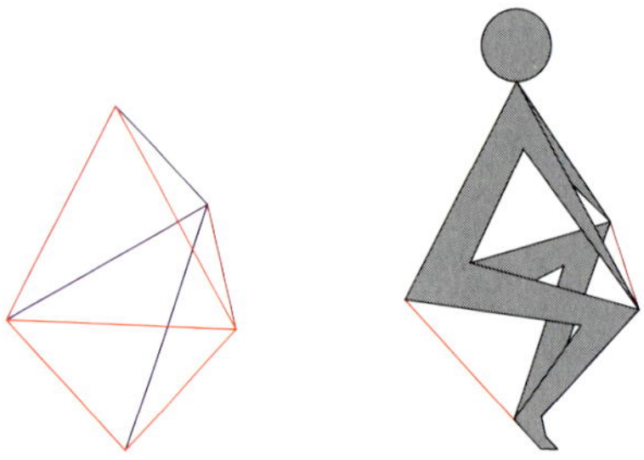

Abb. 14: Geometrisch entspricht ein Mensch in der Hocke einer auf der Spitze stehenden Doppelpyramide.

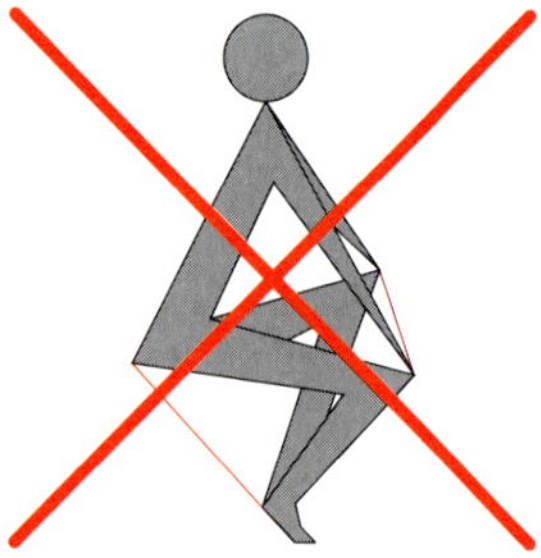

Abb. 15: Wegen der hohen Instabilität ist diese Bewegungsform nicht zu empfehlen.

In der ersten Phase der Kniebeuge wird die vordere Oberschenkelmuskulatur passiv gedehnt, gleichzeitig muss sie dem Absinken des Gesäßes unter dem Einfluss der Schwerkraft entgegenwirken. Je weiter sich der Rumpf nach vorne neigt, desto mehr wird die Rückenmuskulatur gespannt. Gleichzeitig muss sie den Oberkörper festhalten, um ein Herabfallen des Körpers nach vorne zu verhindern. Die Beanspruchung der Rückenmuskulatur erhöht sich entsprechend der Neigung des Oberkörpers (Abb. 16). In gleichem Maße verlängert sich auch der Lastarm. Druck entsteht im vorderen Teil der Wirbelsäule, Zug im hinteren Anteil.

Sehr wesentlich ist bei dieser Art der Bewegung die Belastung der Kniegelenke. Je kleiner der Kniegelenkwinkel ist, desto größer ist der Druck im Kniegelenk. Eine ungefähre Vorstellung von den dabei wirkenden Kräften vermittelt nachfolgende Kurve, die nach einem Annäherungsmodell berechnet wurde (Abb. 17).

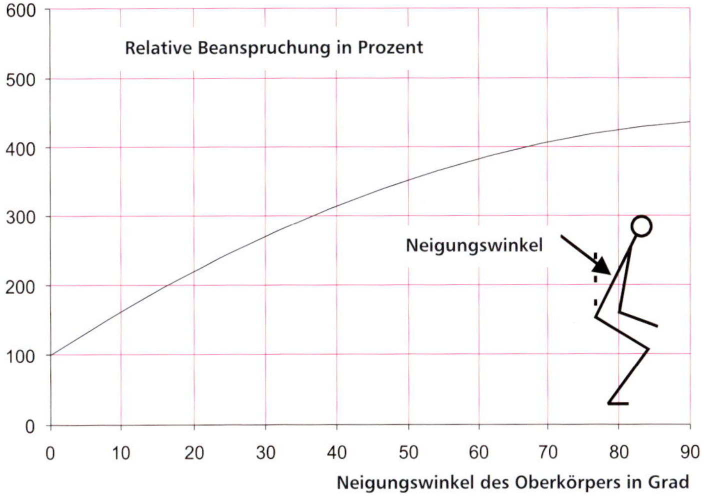

Abb. 16: Zunehmende Beanspruchung der Rückenmuskulatur beim Neigen des Oberkörpers

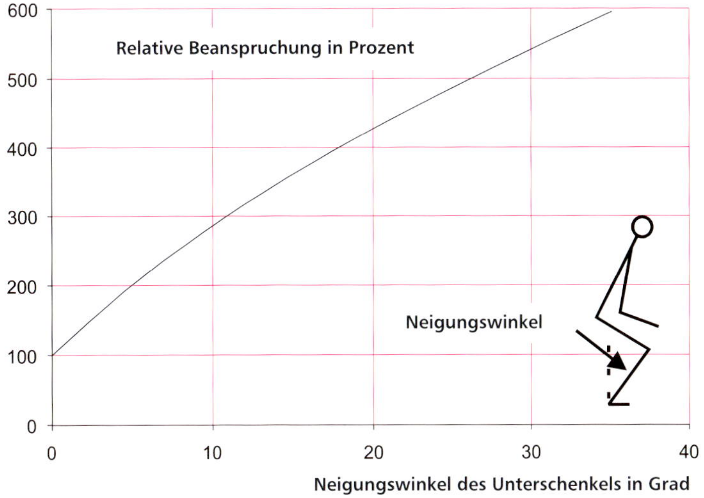

Abb. 17: Zunehmender Druck bei Verringerung des Kniegelenkwinkels

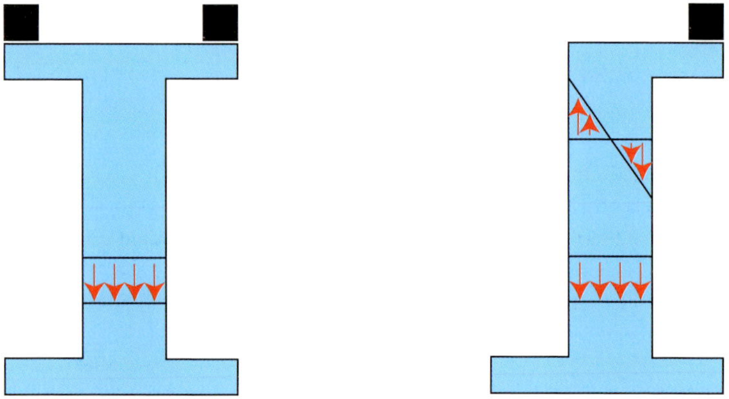

Abb. 18: Druck- und Zugbelastung einer Säule bei gleichmäßiger und ungleichmäßiger Belastung (nach Powels)

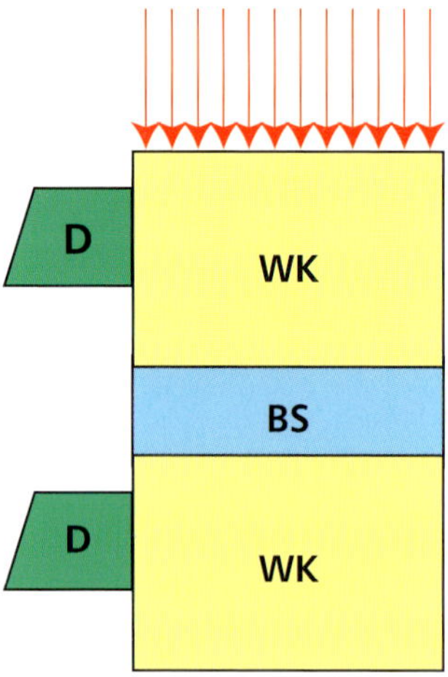

Abb. 19a: Druck- und Zugbelastung bei gerader Wirbelsäule

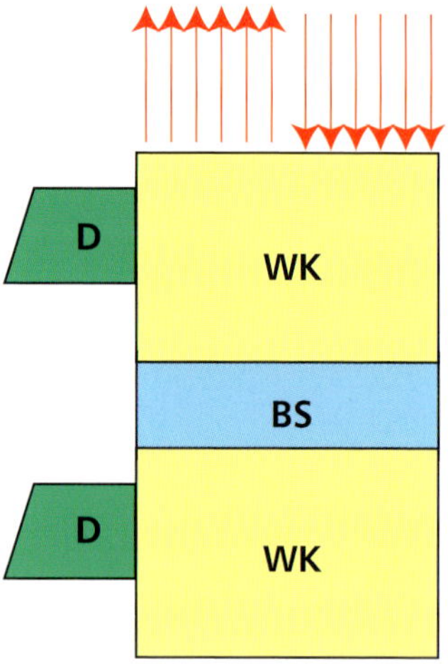

Abb. 19b: Druck- und Zugbelastung bei Krafteinwirkung von vorne (z. B. beim Heben eines Gegenstandes) ohne Rückenbeugung

(WK = Wirbelkörper; BS = Bandscheibe; D = Dornfortsatz)

Die Rumpfbeuge, ergonomisch betrachtet

Eine gleichmäßig wirkende Kraft erzeugt eine gleichmäßige Druckverteilung. Eine ungleichmäßige Krafteinwirkung verursacht Druck und Zug (Abb. 18). Bei Übertragung auf die Wirbelsäule verstärken sich diese Einwirkungen in Abhängigkeit vom Lastarm (Abb. 19a und 19b). *Diese Druckwirkung muss von der Rückenmuskulatur aktiv ausgeglichen werden.*

Auch bei der allgemein üblichen Rumpfbeuge entsteht ein erhöhter Druck auf die vorderen Strukturen der Wirbelsäule und ein Zug auf die hinteren Strukturanteile; dies kann die bereits erwähnten Krankheiten zur Folge haben. Der dabei entstehende Lastarm ist kaum länger als derjenige, der beim Ausführen der Hocke entsteht (Abb. 20).

Ein Vorteil gegenüber der Hocke besteht durch die Schonung der Kniegelenke: Die Kniegelenke nehmen dabei eine Neutralstellung ein. Der statische Druck im

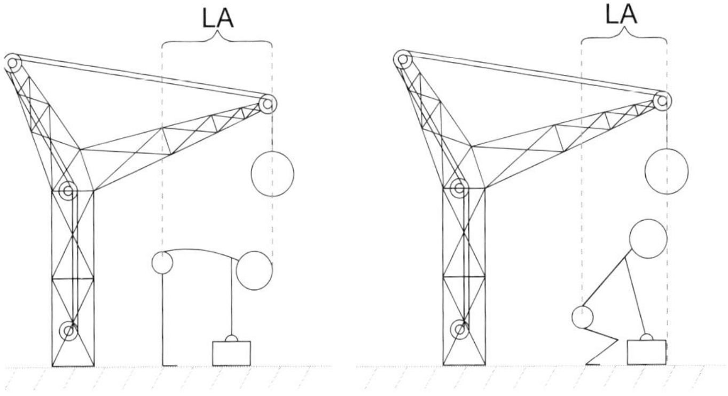

Abb. 20: Die Lastarme bei der Rumpfbeuge und bei der Hocke unterscheiden sich nicht wesentlich

Kniegelenk ist gleichmäßig verteilt und setzt sich direkt über die Unterschenkelachse zum Boden hin fort. Die Beinmuskulatur ist in dieser Neutralstellung relativ entspannt. Die Stabilitätsverhältnisse sind deutlich günstiger als bei der Hocke, weil die Fußsohlen immer vollflächigen Kontakt mit dem Boden behalten.

Gefährlich kann diese Rumpfbeuge aber werden, wenn die Last zu schwer ist oder wenn die Beugung zu schnell erfolgt. Wenn die Rückbewegung von der Richtung der Hinbewegung abweicht, können sich die verschiedenen, eingangs beschriebenen Wirbelsäulenstrukturen verklemmen oder einklemmen, mit der Folge entsprechender Beschwerden. Dies kann genauso gut in der Hocke vorkommen. Es empfiehlt sich also, diese beiden Bewegungsarten im Alltag so weit wie irgend möglich zu vermeiden.

Natürliche Bewegungen im Alltag

Empfehlungen für alltägliche Bewegungen

An Empfehlungen für Alltagsbewegungen fehlt es nicht. Es existiert eine Vielzahl von Büchern und Broschüren. Krankenkassen, Berufsgenossenschaften, alle, die sich in Bezug auf die Volksgesundheit für kompetent halten, bieten Kurse für richtiges Bewegungsverhalten an. *Die hier entwickelten Vorschläge unterscheiden sich von all diesen Empfehlungen wesentlich und befinden sich im Einklang mit den ergonomischen Gesetzmäßigkeiten. Sie sind logisch, gut verständlich, leicht erlernbar und einfach durchführbar.*

Drei grundlegende Regeln bilden die Basis für richtiges Verhalten und Bewegen im Alltag. Die erste und wichtigste Regel ist eine reine Organisationsregel, sie lautet:

Regel 1: Stellen Sie nichts nach unten, denn Sie müssen es wieder aufheben!

Diese Empfehlung mag auf den ersten Blick banal erscheinen, aber es ist in der Realität so, dass dieser Sachverhalt den meisten Menschen unbekannt ist oder dass sie nicht danach handeln. Überwiegend entsteht falsche Organisation aus der Macht der Gewohnheit oder aus Unaufmerksamkeit. Wie wichtig diese Regel ist und welche Arbeit dabei verrichtet werden muss, wird deutlich durch die nachfolgende Beschreibung der Vorgänge beim *falschen* Abstellen und Aufheben:

Beim Ablegen eines Gegenstandes auf den Boden bzw. unter Griffhöhe muss der Oberkörper nach unten geführt werden (Abb. 21). Damit er nicht nach unten *fällt,* muss er während des ganzen Vorgangs von der Rückenmuskulatur festgehalten werden. Beim Aufrichten wird er von der gleichen Muskulatur wieder in die Senkrechte gezogen. Ein abgelegter Gegenstand muss, da man ihn ja wieder braucht, in der Regel wieder aufgehoben werden, sodass der gleiche Vorgang so noch einmal abläuft. Der Oberkörper wird wieder nach unten bewegt und festgehalten, anschließend muss er mit dem Gegenstand wieder nach oben geführt werden. Es ist dabei nicht so erheblich, ob der Gegenstand drei Gramm oder drei Kilogramm wiegt. Denn der Oberkörper selbst wiegt im Durchschnitt allein schon 25 Kilogramm.

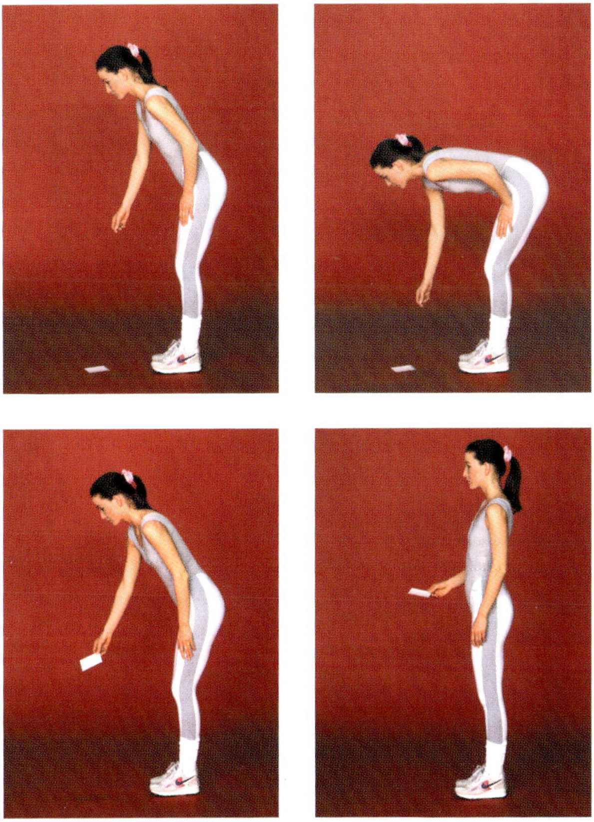

Abb. 21: Bewegungsablauf beim Aufheben eines leichten Gegenstandes. Dies veranschaulicht den Aufwand bei diesem einfachen Vorgang.

Hinweis zu allen Abbildungen:

Bilder mit rotem Hintergrund = falscher Bewegungsablauf

Bilder mit grünem Hintergrund = richtiger Bewegungsablauf

Dieses Gewicht stellt eine feste Größe dar und muss immer gehalten oder bewegt werden. Zählt man alle unnötigen Bückbewegungen zusammen, lässt sich leicht eine Last von mehreren Tonnen pro Tag errechnen, die unnötigerweise von den Rückenmuskeln bewegt werden muss. Die größte Belastung besteht, wenn man etwas vom Fußboden aufnimmt oder etwas direkt auf ihm abstellt. Dies kommt sicher über den Tag verteilt nicht so häufig vor. Ständig legt man etwas wenig unterhalb der Griffhöhe auf einen Stuhl, ein Tischchen o. Ä. ab. Durch dieses unorganisierte Bückverhalten entsteht in der Summe eine sehr hohe Belastung für den Rücken. Wenn man sich dreimal bis zum Boden bückt, belastet dies die Wirbelsäule weniger, als wenn man sich dreißigmal in halbe Höhe bücken muß.

So ist zum Beispiel eine Wurstverkäuferin, die sich täglich hundertfach in Richtung Kühltheke vorbeugen muss, vielfach mehr belastet, als jemand, der nur einmal am Tag einen Getränkebehälter vom Boden hochheben muss.

Die Belastung errechnet sich aus dem Eigengewicht des Oberkörpers, dem Lastarm, aus dem zurückgelegten Weg und der Zeit (Arbeit = Weg x Zeit).

Am Ende des Tages hat man dem Rücken eine Tonnenlast aufgebürdet, die man ihm bei entsprechender Organisation hätte ersparen können, denn fast jeder Gegenstand lässt sich auch in Griffhöhe ablegen. Man kann sich demnach vorstellen, dass umsichtiges Verhalten Rückenschmerzen vorbeugen kann. Noch viel einleuchtender ist, dass bereits bestehende Rückenschmerzen eine rückengerechte Organisation geradezu erfordern.

Einige Beispiele von den vielen im Alltag möglichen Tätigkeiten:

Beim *Aufhängen der Wäsche* wird häufig der Wäschekorb auf den Boden gestellt und dann die Wäsche so aufgehängt, dass man sich nach jedem Wäschestück bücken muss. Meist sind es mehr als zwanzig Wäschestücke, die auf diese rückenbelastende Art und Weise auf den Wäscheständer befördert werden. Würde man den Korb gleich auf einen bereitgestellten Stuhl stellen, könnte man sich alle diese Bückvorgänge ersparen (Abb. 22).

Eine *Bier- bzw. Wasserkiste* sollte man im Keller oder Vorratsraum nicht auf den Boden stellen, denn man muss diese, wenn sie leer ist, wieder hochheben, und außerdem muss man sich zum Herausnehmen jeder vollen Flasche und zum Wiederhineinstellen jeder leeren Flasche bücken. Man sollte seinen Kellerraum so einrichten, dass Abstellflächen in Griffhöhe für z. B. Gemüse- oder Getränkekisten vorhanden sind. Dies kann ein alter Tisch sein, ein breites Regal, ein Sidebord o.Ä.

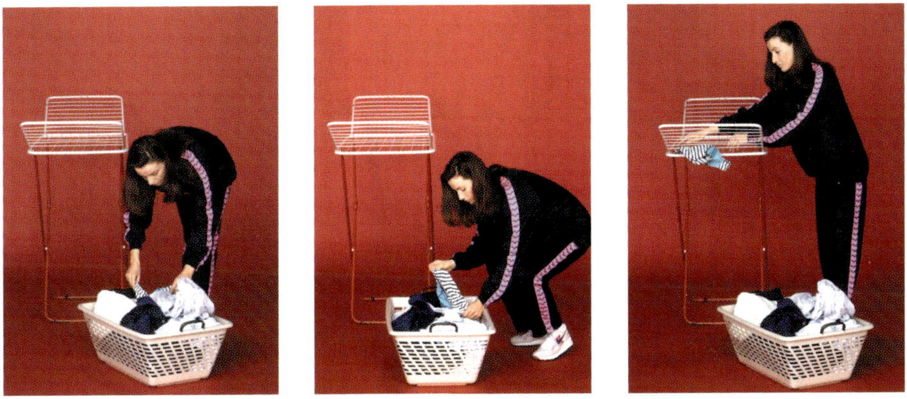

Abb. 22 und 23:
Ein einfacher organisatorischer Trick (Korb auf den Stuhl oder Ziegelsteine in die Schubkarre) erspart die Rumpfbeuge wie auch die Hocke.

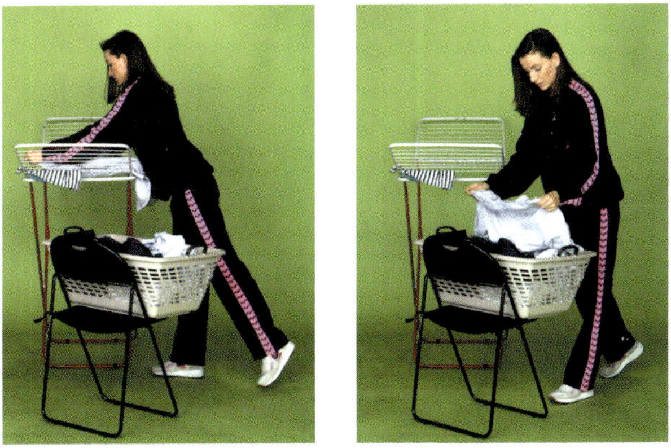

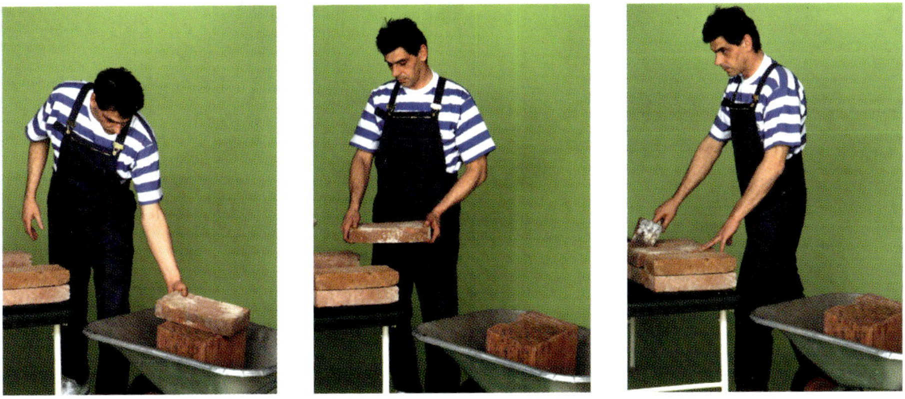

Auf jeden Fall nimmt ein solcher Einrichtungsgegenstand auch nicht *mehr* Fläche in Anspruch, als nebeneinander auf dem Boden abgestellte Haushaltskisten.

Ein Beispiel *aus dem Handwerksbereich:* Beim Ziehen einer Mauer sollten Steine, Mörtelbehälter und Werkzeug vor Beginn der Arbeit in der jeweiligen Arbeitshöhe bereitgelegt werden; Böcke, Planken oder eine einfache Schubkarre, wie in der Abbildung 23, können hier sehr hilfreich sein.

Ich habe nur einen Bruchteil der Beispiele aus dem täglichen Leben angeführt; das Wichtigste ist jedoch, dass jeder die Tätigkeiten seines Alltags so organisiert, dass er sich bereits dadurch rückenschonend verhält (Abb. 24a und 24b).

Abb. 24a: Die Tasche steht so, dass man nicht anders kann, als sich zu bücken oder in die Hocke zu gehen. Auch zu einem niedrigen Stuhl muß man sich bücken.

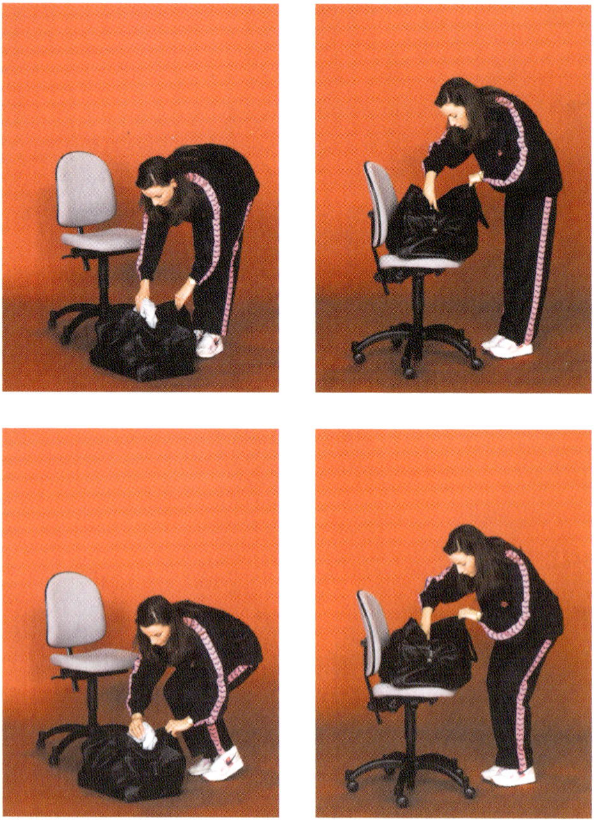

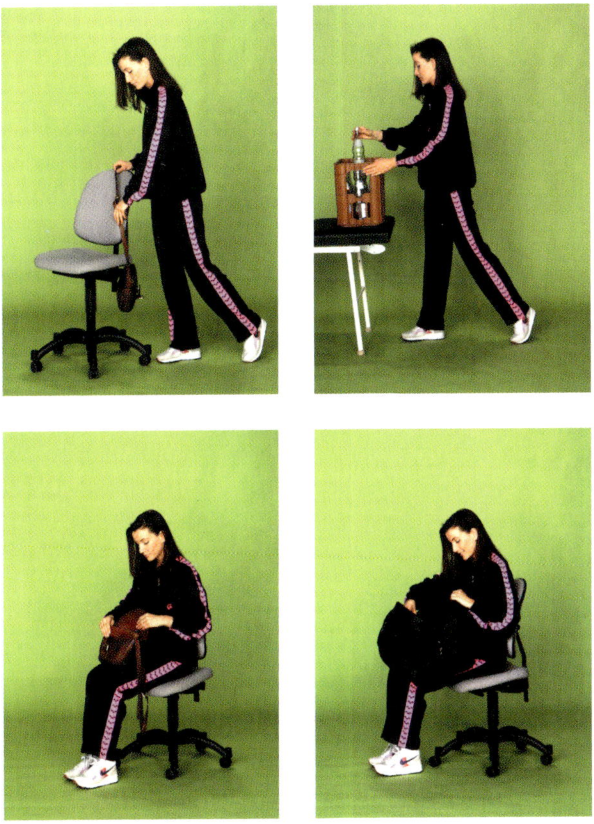

Abb 24b: Hängt man die Tasche an die Stuhllehne, stellt man den Wasserbehälter auf den Tisch oder nimmt man die Tasche auf den Schoß – jede Maßnahme ist rückenschonend.

Regel 2: Ziehen Sie sich immer im Sitzen an und aus!

Dieser Vorschlag mag im ersten Moment überflüssig erscheinen. Was soll denn da schon Belastendes dabei sein, wenn man sich im *Stehen* an- und auszieht?

Die Belastung für den Rücken ist tatsächlich erstaunlich groß. Um dies besser verständlich zu machen, muss der Bewegungsablauf in einzelne Phasen zerlegt werden. Hier der Bewegungsablauf beim Ausziehen einer Hose (Abb. 25):

- Zuerst wird ein Bein gehoben. Die darüber liegende Körperhälfte wird jetzt nicht mehr unterstützt. Der Körper hat deswegen die Neigung, auf diese Seite zu fallen. Dass er dies nicht tut, hat er vor allem seiner Rückenmuskulatur auf der Gegenseite zu verdanken.
- Um das Kleidungsstück bis über die Fußspitze ziehen zu können, muss man den Oberkörper weiter nach vorne beugen. Die Rückenmuskulatur auf beiden Seiten muss ihn dabei festhalten. Die Muskelarbeit wird noch erschwert durch die Unruhe, die während des ganzen Vorgangs herrscht. Die Muskulatur wird fortwährend statisch und dynamisch gefordert.
- Ist man nun endlich aus einem Hosenbein geschlüpft, muss dieselbe belastete Muskulatur den Oberkörper wieder in die Senkrechte ziehen. Eine Erholungspause wäre jetzt nicht schlecht – doch die gleiche Anstrengung muss nochmals wiederholt werden: Auch das andere Hosenbein muss noch ausgezogen werden. Der Vorgang ist der gleiche.

Die Prozedur muss für Unterhose, Rock, Strümpfe und Schuhe wiederholt werden. Beim Anziehen ist der gleiche Ablauf, nur in umgekehrter Reihenfolge, notwendig. Für manche Menschen ist es nötig, dass sie sich mehrmals am Tag umziehen; diese sind einer entsprechenden zusätzlichen Rückenbelastung ausgesetzt.

Rechte Seite – Abb. 25:
Die phasenförmige Darstellung des Ausziehvorganges nur eines Kleidungstückes macht die Belastung deutlich, erst für das linke Bein, dann für das rechte.

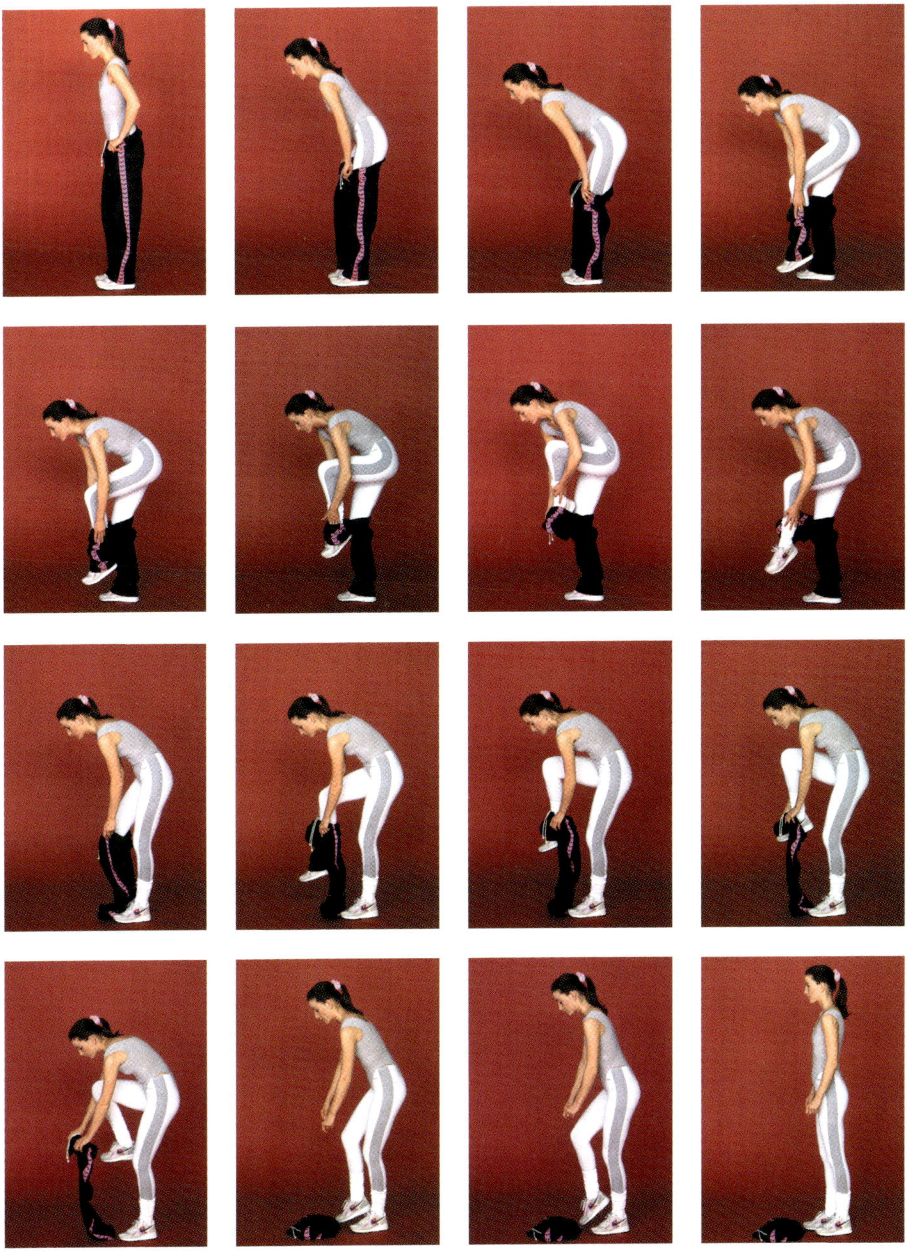

Um wie viel leichter ist es da schon, sich im *Sitzen* an- und auszuziehen. Auch hier ist wieder richtige Organisation gefragt (Abb. 26):

- Im Stehen werden, sofern vorhanden, Gürtel, Knopf oder Reißverschluss geöffnet, dann wird das Kleidungsstück über die Hüfte gestreift.
- Nun kann man im Sitzen bequem aus dem Kleidungsstück herausschlüpfen, zuerst mit dem einen Bein, dann mit dem anderen. Die Wirbelsäule ist dabei durch das Gesäß abgestützt, der Oberkörper braucht sich nicht nach vorne zu beugen. Die Belastungsersparnis erhöht sich mit jedem Kleidungsstück.

Die konsequente Beachtung dieser ersten beiden Regeln kommt jedem Rücken zugute, besonders natürlich einem Rücken, der bereits überlastet ist. Zu der beschriebenen Belastung besteht wegen einer häufig vorhandenen Gefügelockerung die Gefahr einer Verklemmung der Wirbel mit den entsprechenden Folgen, wie im Abschnitt über die Bandscheibenschäden bereits dargestellt (Seite 9).

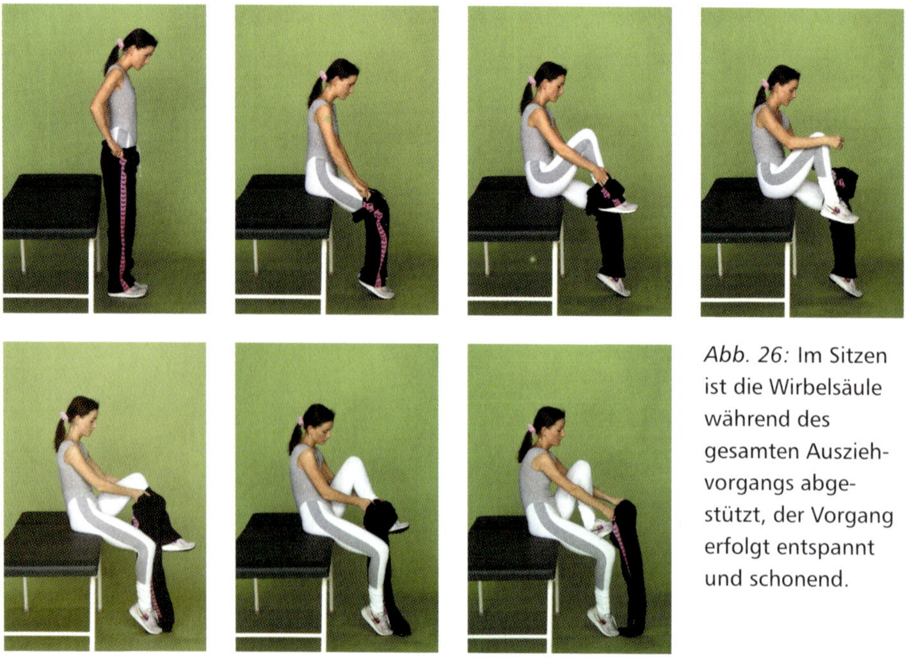

Abb. 26: Im Sitzen ist die Wirbelsäule während des gesamten Ausziehvorgangs abgestützt, der Vorgang erfolgt entspannt und schonend.

Regel 3: Bewegen Sie sich immer im Schritt und bleiben Sie im Schritt!

Nach den Organisationsvorschlägen beschreibt die dritte Regel die richtige Bewegung:

Schrittstellung

Die Schrittstellung ist stabiler als die meist eingenommene Stellung, bei der beide Füße parallel nebeneinander stehen (siehe auch Seite 16 Abb. 11 und 12). Dies wird deutlich beim Versuch, jemanden von vorne oder hinten umzustoßen. Wer in dieser Stellung steht, wird sofort in die Schrittstellung wechseln, weil er dadurch seine Stabilität erhöht. Es ist demnach nahe liegend, die Schrittstellung bereits als Grundstellung beim Stehen einzunehmen, besonders dann, wenn man lange stehen muss wie z.B. auf einem Empfang oder an der Supermarktkasse. Dabei kann man abwechselnd das rechte oder linke Bein nach vorne stellen.

Gewöhnlich macht man sich keine Gedanken darüber, wie man rückenschonend steht oder wie man in die Schrittstellung gelangt bzw. wie man einen Schritt ausführt oder wie man geht. Deshalb möchte ich an dieser Stelle den Schritt und das Gehen genauer beschreiben:

Die Abfolge beim Schritt

Ein Schritt läuft bei allen Menschen auf die gleiche Weise ab. Zuerst geht ein Bein nach vorne, bis das Fersenende Bodenkontakt bekommt. Um das Fersenende als Achse dreht sich nun der Fuß, bis die Fußsohle vollflächig Bodenkontakt erhält. Jetzt ändert sich die Achse und verläuft durch das Sprunggelenk; das Bein dreht sich um diese Achse nur ganz wenig nach vorne. Am Ende dieser Bewegung verlässt der hintere Fuß, dessen Ferse sich inzwischen schon vom Boden gehoben hat, die Standfläche, um nun selbst, wie vorher das andere Bein, nach vorne zu gehen. Das Standbein wird zum Spielbein und umgekehrt (Abb. 27a und 27b). Die Bewegung von Schulter und Arm erfolgt gegenläufig, sodass der Oberkörper relativ ruhig in seiner Lage bleiben kann und sich nicht bei jedem Schritt hin- und herdrehen muss. Diesen Vorgang beherrscht jeder. Vom ersten Lebensjahr an bis ins hohe Alter kann jeder ohne Schwierigkeiten gehen, ohne sich über die Abfolge des Schritts Gedanken machen zu müssen. Würde man sich während des Gehens, das von selbst abläuft, fortwährend Gedanken über den Bewegungsablauf machen, käme man sicher bald ins Stocken.

Es erscheint nun nahe liegend, den Schritt, den jeder beherrscht, als Grundlage für die Alltagsbewegungen zu benutzen: um etwas aufzunehmen oder abzulegen, im Freizeit-, Haushalts- und Arbeitsbereich.

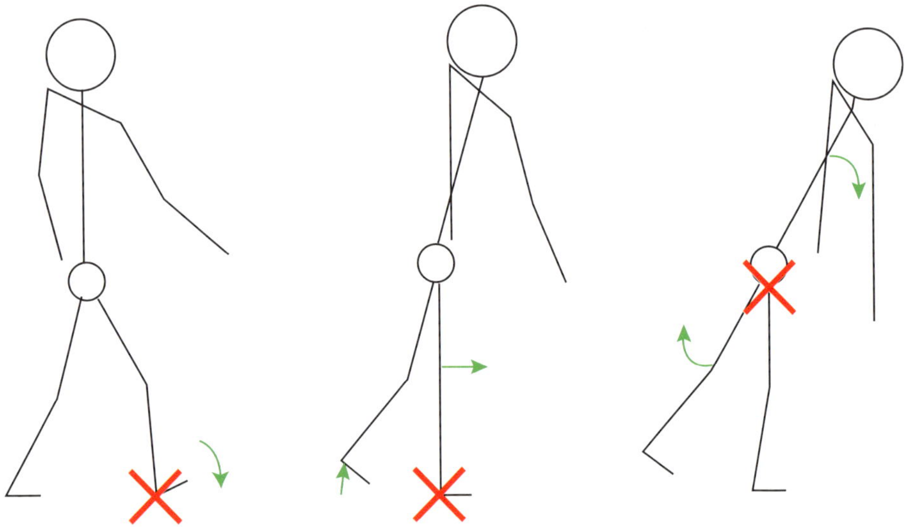

Abb. 27a: Bewegungsablauf des Schritts mit wechselnden Achsen – durch die Fersenspitze, durch das Sprunggelenk und durch das Hüftgelenk (das Kreuz bezeichnet die Achse, der Pfeil die Bewegungsrichtung).

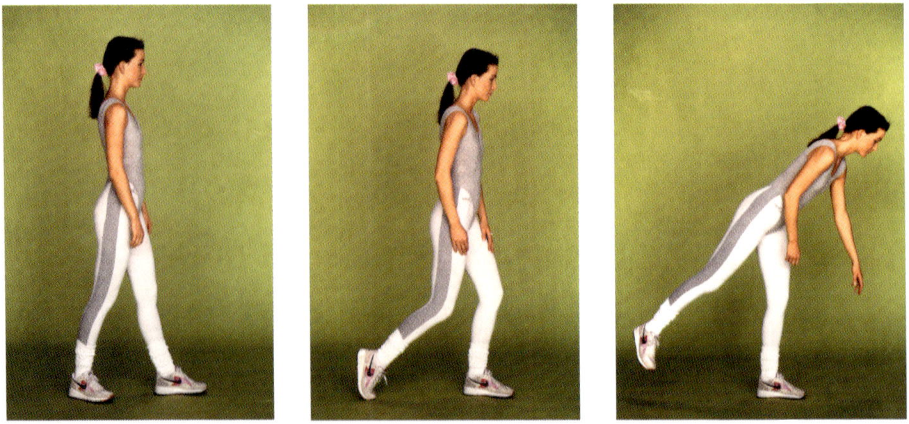

Abb. 27b: Der gleiche Ablauf fotografisch festgehalten

Der Schritt als Grundlage für Alltagsbewegungen

Bei den meisten Alltagsbewegungen kann der Oberkörper nicht, wie zuvor beim Gehen beschrieben, in seiner aufrechten Haltung bleiben, weil man oft nach etwas greifen muss, das unter Griffhöhe liegt. Die Bewegung erfolgt jetzt am einfachsten und leichtesten, wenn sie um eine Achse, die durch das Hüftgelenk geht, erfolgt. Es dreht sich nun der Oberkörper zusammen mit dem hinteren Bein um diese Achse, wie die beiden Schenkel einer Waage. Sie bilden zusammen eine möglichst gerade Linie. Ein Körperteil wirkt als Gegengewicht für den anderen (Abb. 28a).

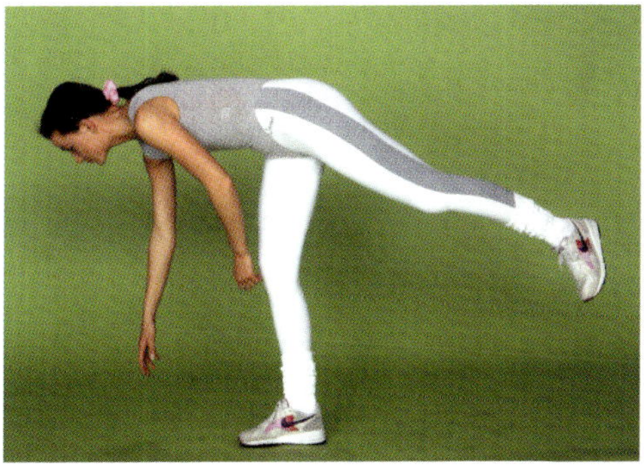

Als Regel gilt immer:
Die Hand auf der Seite des Standbeins greift und hebt.
D.h.: rechtes Bein steht
= rechte Hand greift.
Linkes Bein steht
= linke Hand greift.

Abb. 28a: Bei der Waage bilden Oberkörper und Spielbein eine gerade Linie.

Im Gegensatz zum Gehen werden Schulter und Arm auf der Seite nach vorne geführt, auf der auch das Bein vorne steht. Nur so ist es möglich, die Drehachse durch das Hüftgelenk und damit die Funktion als Waage aufrechtzuerhalten (Abb. 28b). Würde der gegenüberliegende Arm nach vorne gebracht, entstünde eine zusätzliche Drehachse mit einem belastenden Drehmoment auf die Lendenwirbelsäule (Abb. 28c).

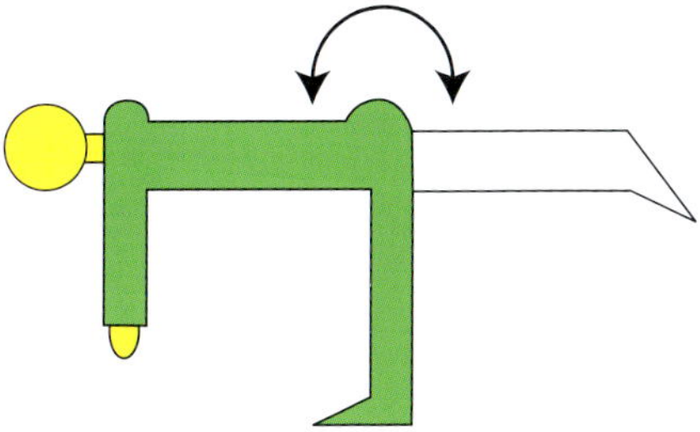

Abb. 28b: Richtiges Drehmoment nur um das Hüftgelenk als Achse

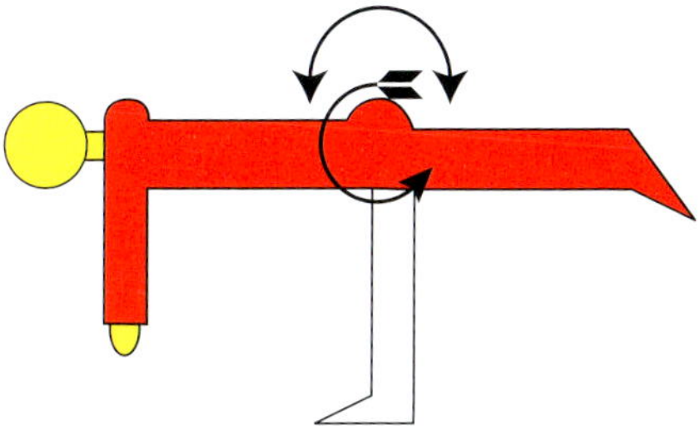

Abb. 28c: Falsches Drehmoment um Hüftgelenk und Wirbelsäule als Achse

Die richtige Schrittbewegung, die gleichzeitig ausgeführt wird, erfolgt fließend, nicht stockend. Am Ende der Bewegung erreicht die Hand den Gegenstand und greift zu. Der Körper geht ohne Zögern in die Schrittstellung zurück. Wie beim Gehen, bei dem man kurzfristig auch auf einem Bein stehen muss, verhindert die fließende Bewegung überflüssige Stabilisierungsarbeit. Ein Schritt folgt automatisch dem anderen, wie auch die Bewegungsphasen des Schrittes bei der Bewegung nach unten automatisch nacheinander ablaufen sollen.

Der Rücken bleibt dabei von selbst gerade. Es ist nicht notwendig, daran zu denken, ihn gerade zu halten. Es würde im Gegenteil allein der Gedanke daran, das Kreuz gerade halten zu müssen, den ungestörten, fließenden Ablauf behindern, denn man müsste zwei Dinge auf einmal beachten: die fließende Ausführung des dynamischen Schritts und gleichzeitig die statische Stabilisierung des Rückens. Diese beiden einander widersprechenden Funktionen erzeugen einen Konflikt im Körper des Ausführenden: Einerseits soll er sich bewegen, andererseits soll er sich stabilisieren. Damit sind die meisten Menschen überfordert, sie bewegen sich dann verkrampft. Eine Bewegung wird immer erst dann begonnen, wenn man dem Gegenstand, den man bewegen will, gegenübersteht. Erst dann ist es möglich, den Gegenstand bezüglich seiner optischen Qualitäten (Umfang, Oberfläche, Material, Position) entspannt zu beurteilen, um dann den eigenen Körper unter Kontrolle der eigenen Augen auf diese Qualität einzustellen. Der eigene Körper wird von den Augen kontrolliert und in Richtung der Bewegung überwacht.

Es gibt viele Menschen, die sich von Natur aus, ohne dass sie eine Anleitung dazu benötigen, auf diese natürliche Art bewegen. Es gibt aber auch genügend Menschen, die aus vielerlei Gründen eine andere, rückenbelastende Bewegungsart bevorzugen, obwohl sie das Prinzip der Bewegung, nämlich den Schritt, von Anfang an beherrschen.

Die Anwendung des Schritts zum Ergreifen von Gegenständen gilt für jede Höhe. Allerdings dürfen die Gegenstände, die gehoben werden müssen, nicht „zu schwer" sein. Das Gewicht eines Gegenstandes ist relativ: Es muss ins Verhältnis zum körperlichen Befinden, Alter, Geschlecht, Krankheiten usw. gesetzt werden. Wenn man ohnehin schon an einer Rückenerkrankung leidet oder wenn man schon ein hohes Alter erreicht hat, ist ein Gegenstand schnell „zu schwer". Dies gilt im Übrigen auch für andere Bewegungsformen wie für die Rumpfbeuge und die Hocke.

Glücklicherweise ist es selten notwendig, schwere Gegenstände vom Boden aufzuheben, denn durch entsprechende Organisation ist dies meistens vermeidbar; hingegen sind Bückvorgänge in halber Höhe wesentlich häufiger. Ständig muss man nach einem Gegenstand in Griffhöhe, darüber oder darunter greifen. Hier lohnt sich die ergonomisch günstige Bewegung, der Schritt. Die Schwierigkeit liegt nicht in seiner Beherrschung, sondern daran, sich den Schritt im Alltag für immer anzugewöhnen. Man muss gegen die Macht der Gewohnheit ankämpfen, bis der Schritt gewissermaßen verinnerlicht ist, bis man gar nicht mehr anders kann, als sich harmonisch zu bewegen.

Selbstverständlich soll man sich entlasten, wo immer es möglich ist: Z. B. kann man sich mit der freien Hand abstützen oder Hilfsmittel (Kehrschaufel, Stehhilfe usw. siehe Abb. 50c und 53c) benutzen. Ausgangs- und Endstellung bleibt immer der Schritt, das heißt, die Füße sollten zu Beginn, während und am Ende der Bewegung nie auf gleicher Höhe stehen, weil damit die Stütze unter dem Oberkörper fehlt und weil damit das Gewicht des eigenen Oberkörpers sozusagen im Kreuz hängt und dieses unnötig belastet (Abb. 29a und 29b).

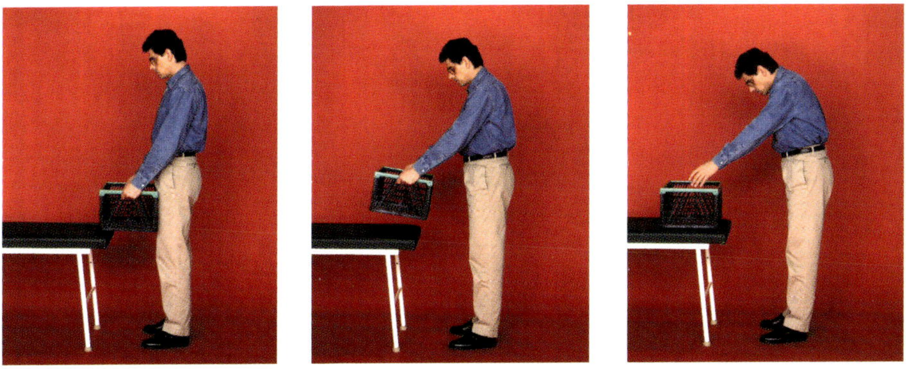

Abb. 29a: Beim Hinlegen eines Gegenstandes hängen Last und Oberkörper während des gesamten Vorgangs (Ablegen oder Aufnehmen) im Kreuz.

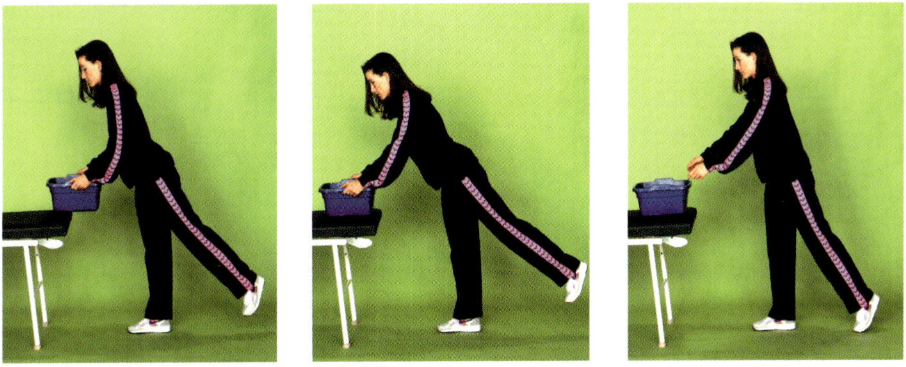

Abb. 29b: Der Schritt als Ausgangspunkt und die Rückkehr in den Schritt entlasten das Kreuz beim Aufnehmen oder Ablegen.

Für Betätigungen unter Griffhöhe bzw. vom Boden aus bietet der Schritt ebenfalls die Bewegungsgrundlage: Ein ausladender Schritt nach vorne beginnt wieder mit der Drehung um die Fersenspitze, bis der Unterschenkel senkrecht über dem Fuß steht. Gleichzeitig geht der Oberschenkel nach unten, bis er mit dem Unterschenkel einen Winkel von 90° bildet. Währenddessen nähert sich das Knie des hinteren Beines dem Boden, bis es ihn berührt. Auch hier bildet der Oberschenkel mit dem Unterschenkel einen rechten Winkel. So ähnlich führt auch der Fechter seinen Schritt aus (Abb. 31).

Eine andere Möglichkeit, ergonomisch zum Boden zu gelangen, bietet der Schritt nach hinten: Hierbei wird ein Bein schwungvoll nach hinten geführt, bis die Zehen den Boden berühren. Das Knie senkt sich zum Boden, bis der Unterschenkel mit dem Oberschenkel einen Winkel von 90° bildet. Der Unterschenkel des vorderen Beines behält seine Position, während sich der Oberschenkel um das Kniegelenk dreht, bis wiederum ein Winkel von 90° erreicht ist. Diese Bewegung ähnelt dem traditionellen Hofknicks (Abb. 32). Die erreichte Position ist eine Neutralstellung, sie ermöglicht optimale Entspannung, weil die Kräfte senkrecht zum Boden wirken und dort abgefangen werden (Abb. 30). Der Druck auf die Gelenke ist so am geringsten. Die Stabilität ist in dieser „Dreifußstellung" (Fuß-Knie-Fuß) optimal.

Ohne weitere Kräfte für die Stabilisierung des Körpers aufwenden zu müssen, können präzise Arbeiten, die Feingefühl erfordern, und genauso Arbeiten, die viel Kraft erfordern, ausgeführt werden. Bei länger dauernden Arbeiten sollte man das belastete Knie mit einem Kissen oder Ähnlichem abpolstern. Will man weiter nach unten greifen, gelingt dies, indem man den Kniegelenkswinkel vergrößert (Abb. 33).

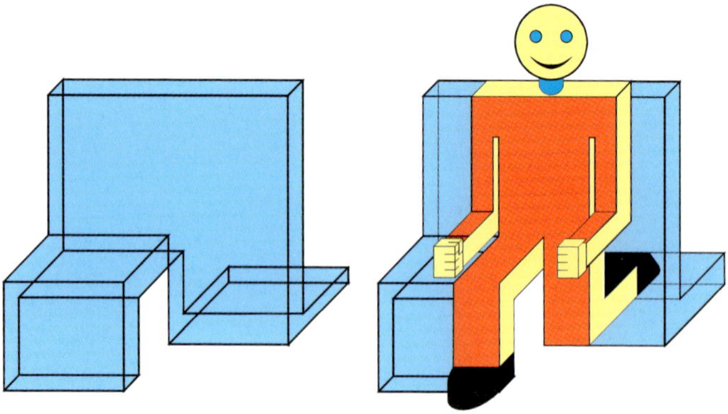

Abb. 30: Stabiler Körper. Ein darauf projizierter Mensch kniet entspannt bei einem Kniegelenkswinkel von 90°.

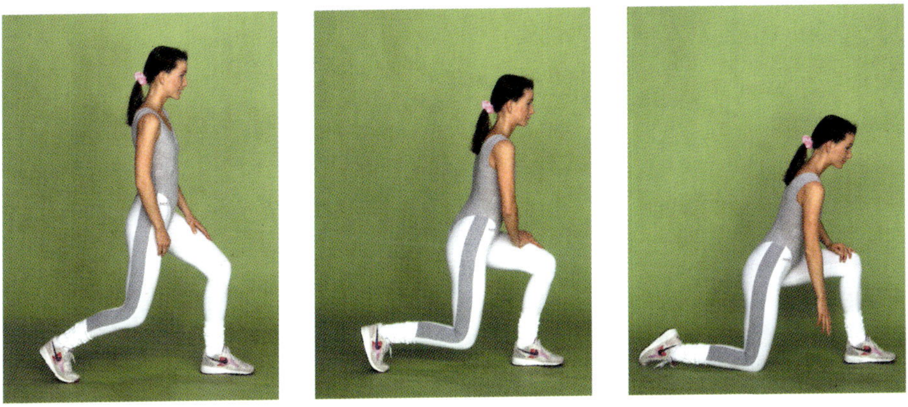

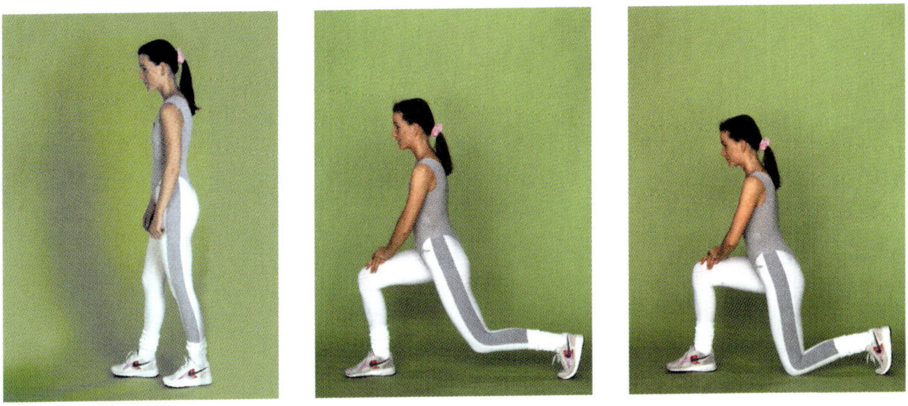

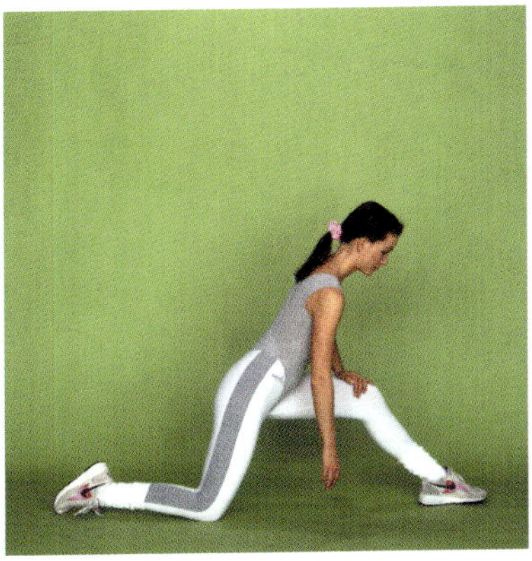

Abb. 31, obere Reihe von links nach rechts: Bewegungsablauf im Fechterschritt

Abb. 32, mittlere Reihe von links nach rechts: Bewegungsablauf beim Hofknicks

Abb. 33, links: Die Vergrößerung des Kniegelenkwinkels ermöglicht es, weiter zum Boden hin zu greifen.

Es ist allerdings streng darauf zu achten, daß die Kniegelenke einen Winkel von mindestens 90° (Abb. 30–33) bilden, weil sonst ein erhöhter Druck im Kniegelenk entsteht. Dies erzeugt seinerseits eine Verspannung, die naturgemäß immer eine schlechte Voraussetzung für spannungsfreies Arbeiten darstellt. Ein spitzer Kniegelenkwinkel wirkt sich vor allem dann negativ aus, wenn man wieder aufsteht, weil sich hierbei das ganze Körpergewicht auf das Kniegelenk überträgt.

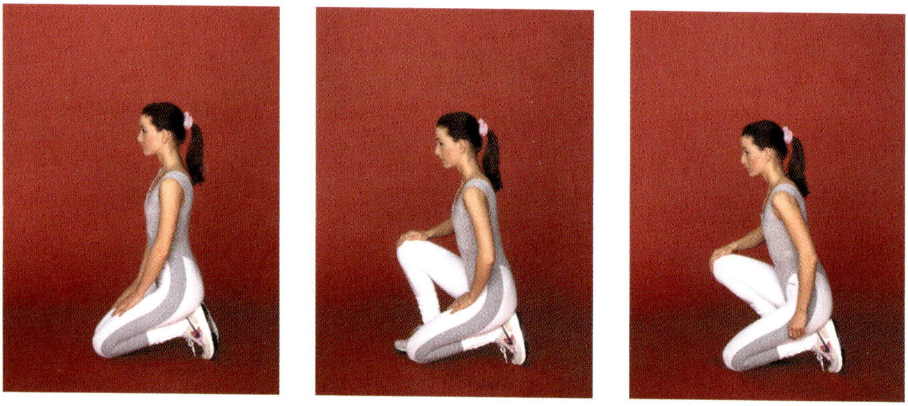

Abb. 34: Falsche Haltung: Bei dieser Stellung besteht maximaler Druck in den Kniegelenken.

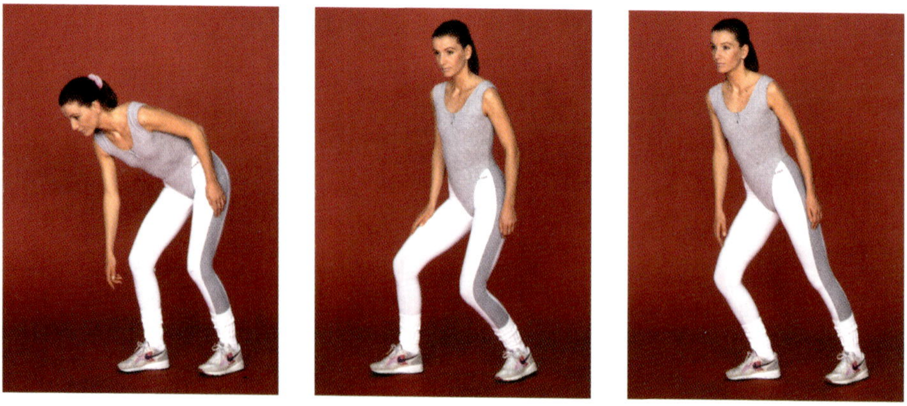

Abb. 35: Falsche Haltung: Wenn man sich aus dem Stand senkrecht nach unten bewegt, entsteht trotz der Schrittstellung Spannung im Oberschenkel und Druck im Kniegelenk.

Das bedeutet eine verstärkte Druckbelastung für den Meniskus bzw. erhöhte Zugbewegung für die Kreuzbänder und eine unnötige Reibung für den Gelenkknorpel. Da Kniegelenkschäden in der Bevölkerung, auch schon bei jungen Menschen, weit verbreitet sind, ist es unbedingt zu empfehlen, derartige belastende Kniestellungen wie den „spitzen Winkel“ zu unterlassen (Abb. 34).

Dieser „spitze Winkel“ wird dem Kniegelenk im Alltagsleben durch falsche Bewegungen oft zugemutet: Wenn man aus dem Stand senkrecht nach unten geht, ohne einen Schritt zu machen, entsteht ein spitzer Winkel. Dieser entsteht ebenfalls, wenn sich beim Schritt nach vorne der Unterschenkel über die Senkrechtstellung hinaus weiter nach vorne bewegt oder wenn man das Gesäß zu weit absinken lässt. Verspannung herrscht dabei ohnehin. Eine Verspannung tritt auch auf, wenn man zuerst mit der Fußspitze und nicht mit dem Fersenende auftritt, weil dadurch eine Gegenkraft zur beabsichtigten Kraftrichtung entsteht, die erst durch vermehrten Kraftaufwand wieder überwunden werden muss (Abb. 35).

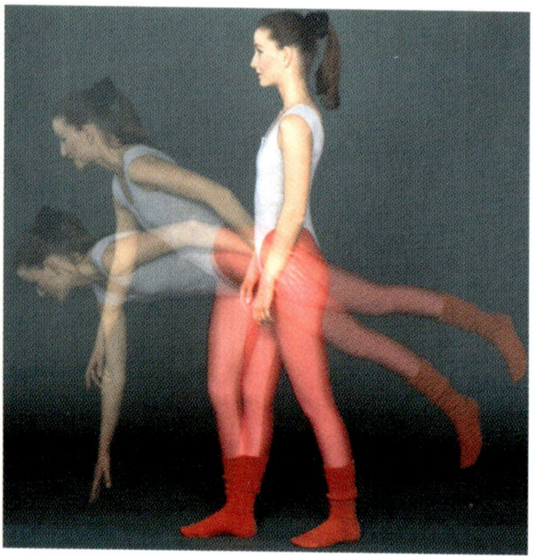

Darstellung der drei Grundbewegungen in Bewegungsphasen
Abb. 36a (links): Die Waage
Abb. 36b (unten links): Der Fechterschritt
Abb. 36c (unten rechts): Der Hofknicks

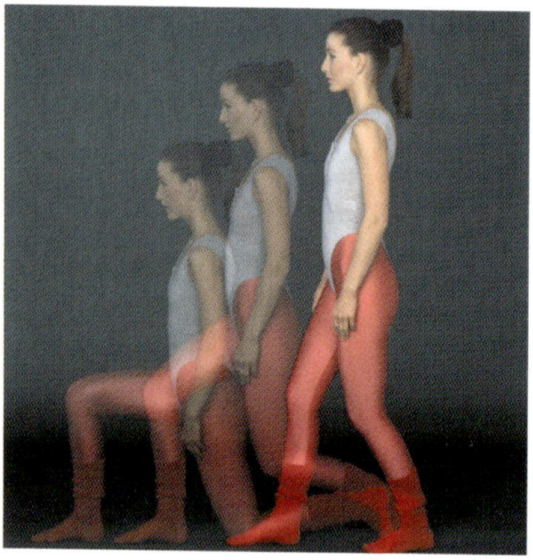

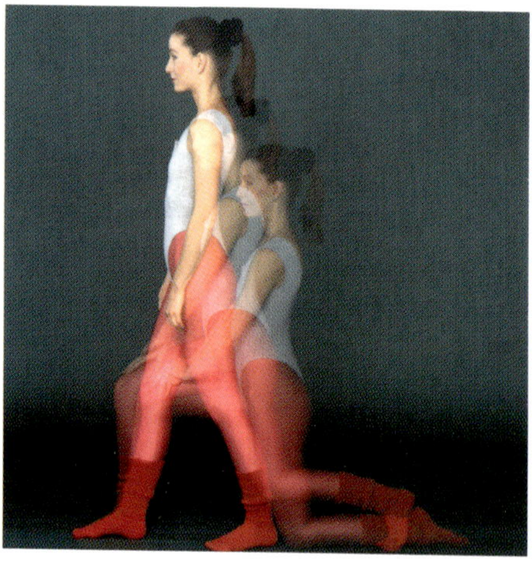

Die bisherigen Ausführungen sind voll auf die Erfordernisse des Alltags zu übertragen. Fast jede Bewegung im Berufs- und Privatleben ist entspannt und zügig im Schritt auszuführen. Hilfsmittel stehen häufig zur Verfügung, sie müssen nur genutzt werden. Gedanken zur organisatorischen Erleichterung lohnen sich immer.

Anwendung im Alltag

Häufig vorkommende Bewegungen aus dem Alltagsleben habe ich exemplarisch herausgegriffen und im Folgenden abgebildet und beschrieben. Die richtigen Bewegungen, die den Rücken schonen, sind mit *grünem* Hintergrund dargestellt. Diese werden meistens den verspannenden, rückenbelastenden Abbildungen mit *rotem* Hintergrund gegenübergestellt und beschrieben.

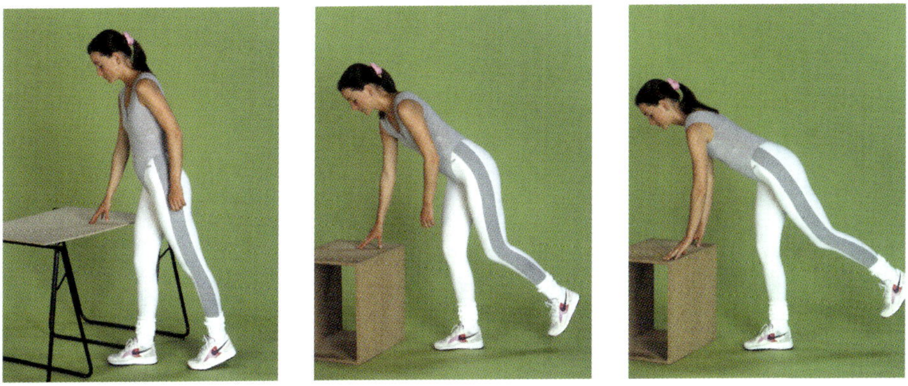

Abb. 37: Greifen auf ein höheres Niveau hin im Schritt. Dies ist auch bei beidseitigem Greifen möglich (rechtes Bild).

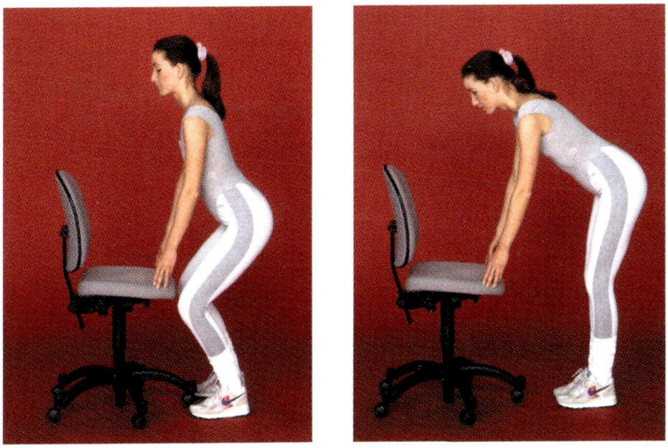

Abb. 38: Rückenbelastendes Greifen aus der Hocke oder Rumpfbeuge.

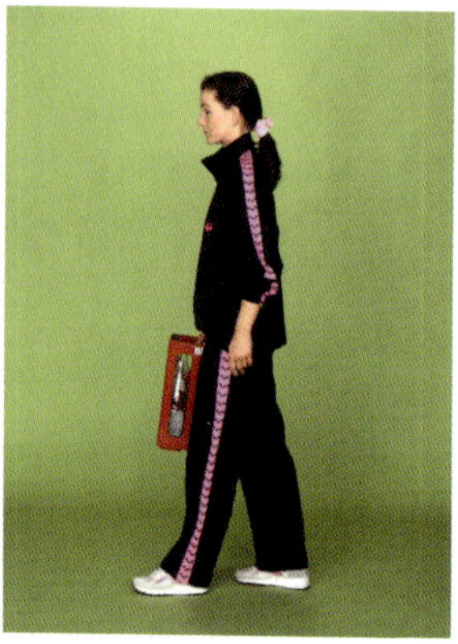

Abb. 39: Auch ein Wasserkasten lässt sich im Schritt ablegen. Hier geht der rechte Arm nach vorne, das linke Bein nach hinten.

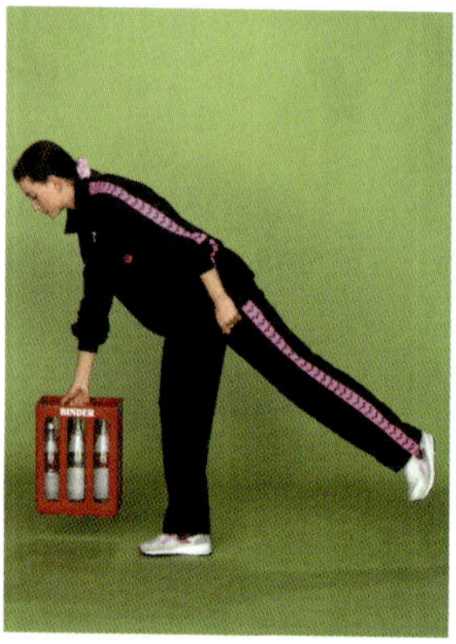

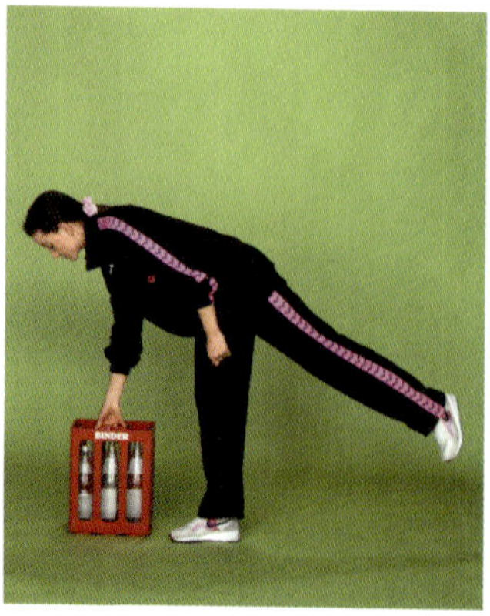

Abb. 40a, rechte Seite, obere Reihe: Die Schrittstellung ist statisch, die Bewegung erfolgt aus dem Kreuz, weil die Füße unverändert stehen bleiben.

Abb. 40b, rechte Seite, mittlere und untere Reihe: Je weiter man sich nach vorne beugt, desto größer wird der Lastarm, unabhängig davon, ob man den Rumpf beugt oder in die Hocke geht.

Absender: ______________________

____

__________ ______________

Beruf: ______________________

Telefon: ______________________

Telefax: ______________________

☐ Bitte informieren Sie mich über Seminare mit der Autorin / dem Autor

Ich bitte um Zusendung

☐ des aktuellen VAK-Verlagsprogramms

☐ des aktuellen X-Sachen Katalogs (Kinesiologie und mehr)

☐ des IAK-Kursprogramms (bitte 3,– DM in Briefmarken beilegen)

VAK Verlags GmbH
Eschbachstraße 5
D-79199 Kirchzarten
bei Freiburg

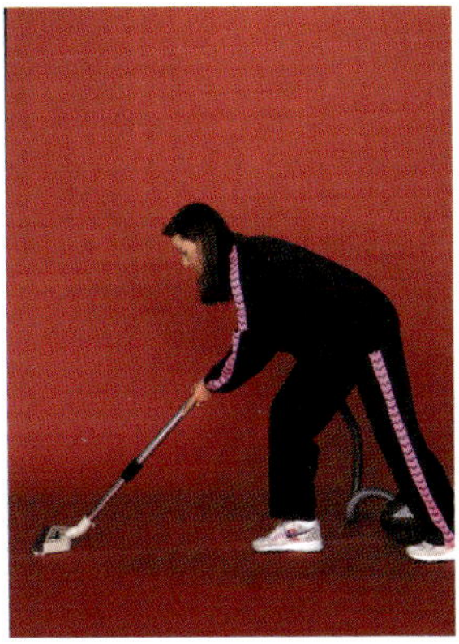
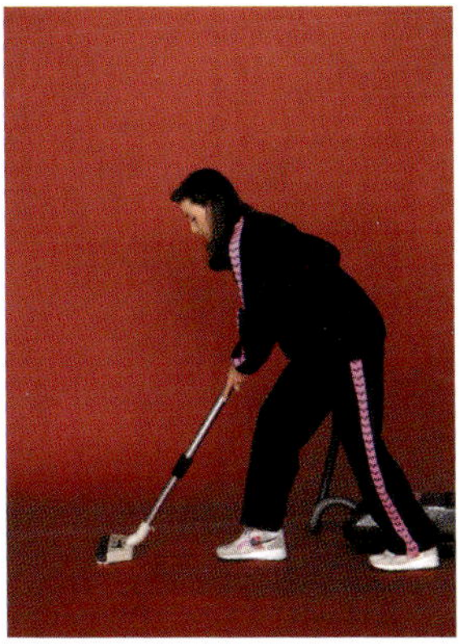
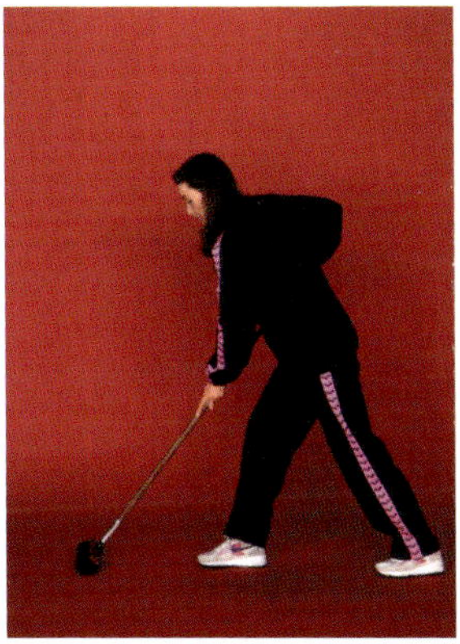
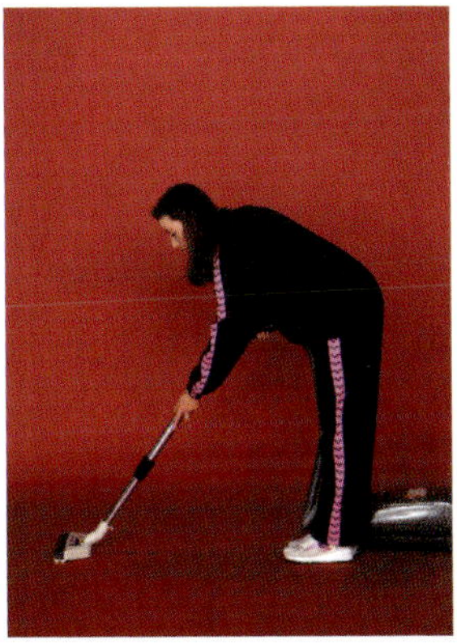
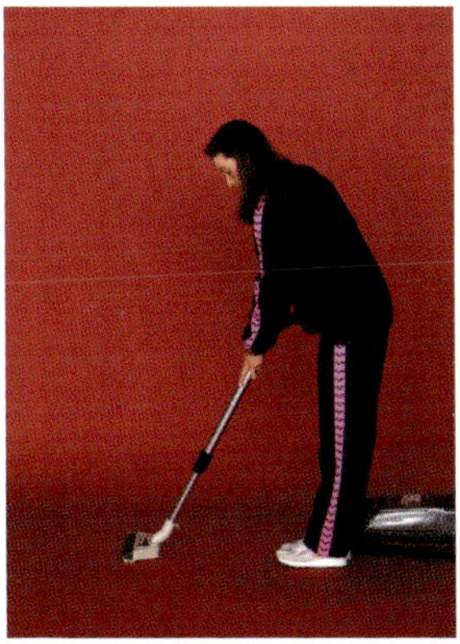
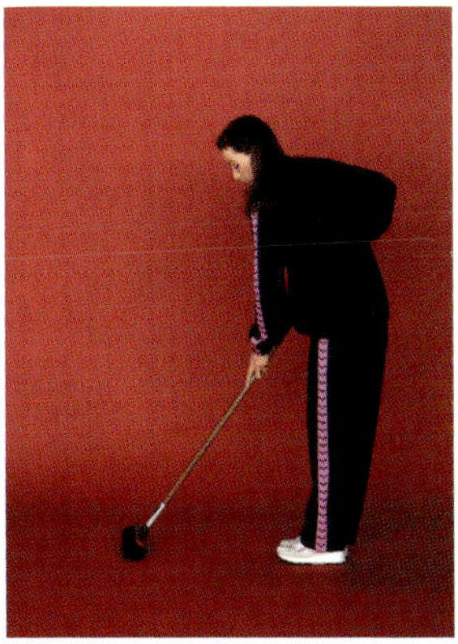
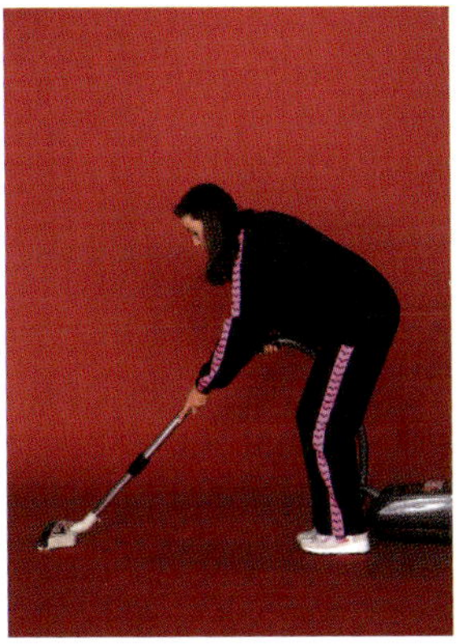
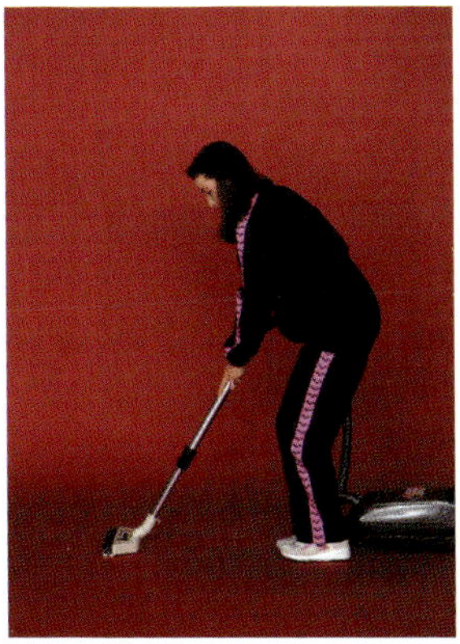
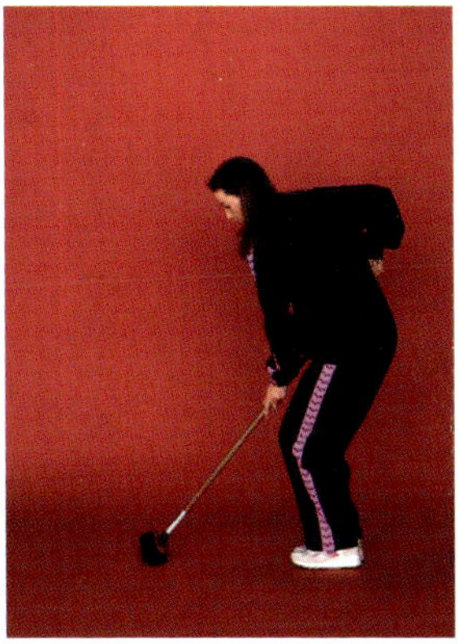

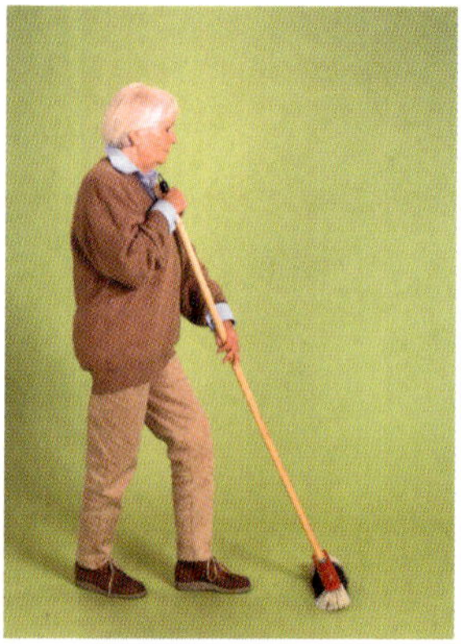
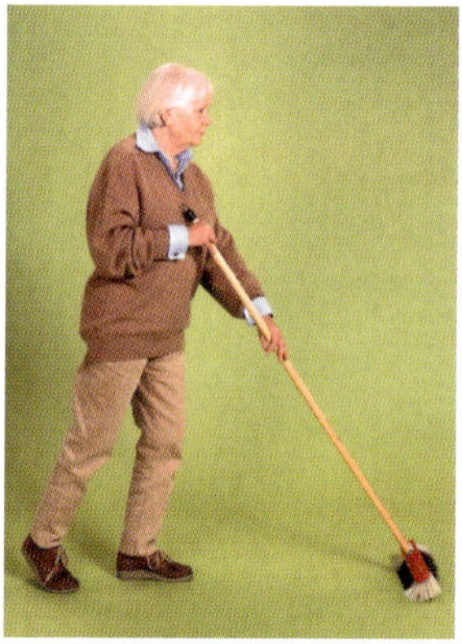
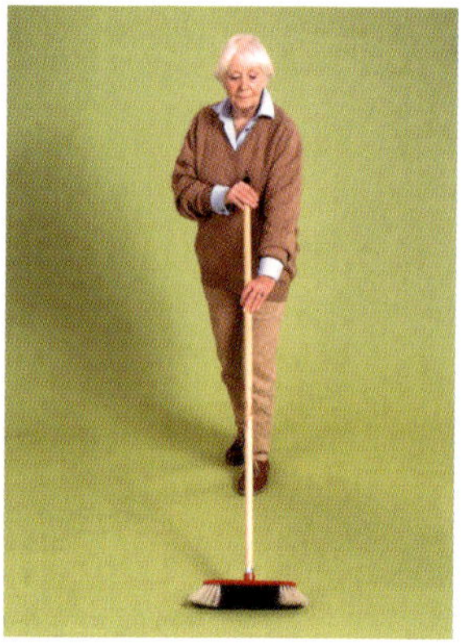

Abb. 41 – obere Reihe:
Beim dynamischen Schritt bleibt der Körper von selbst gerade, der Lastarm bleibt klein, weil so nacheinander immer nur kleine Areale bearbeitet werden.

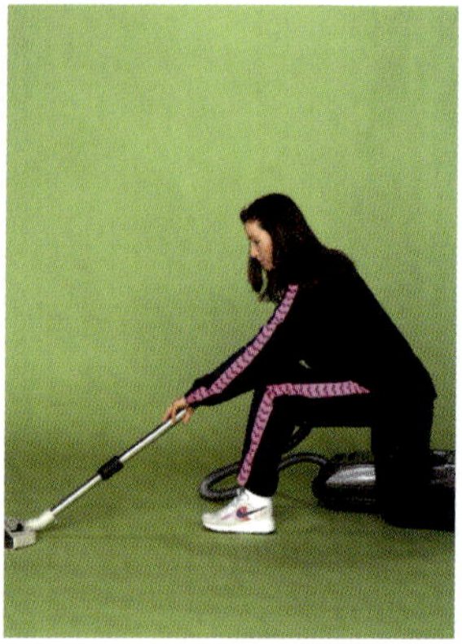
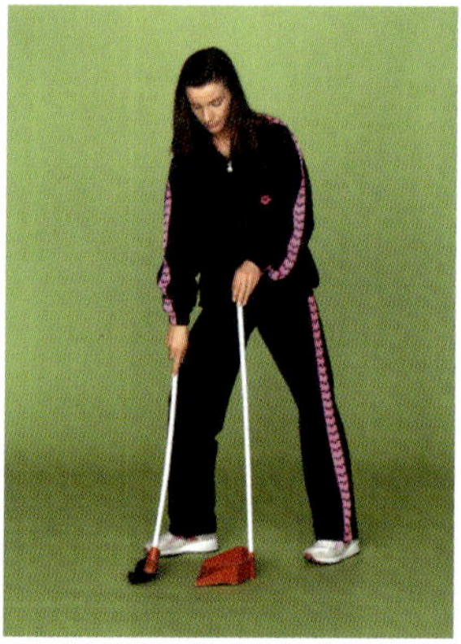

Mittlere Reihe, Abb. links:
Will man unter Betten oder Schränke gelangen, ist die Kniestellung erforderlich.

Mittlere Reihe, Abb. rechts:
Die Verlängerung der Kehrschaufel erpart das Bücken.

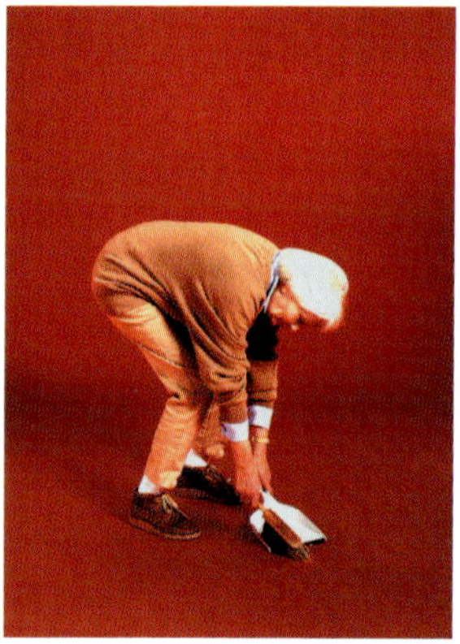
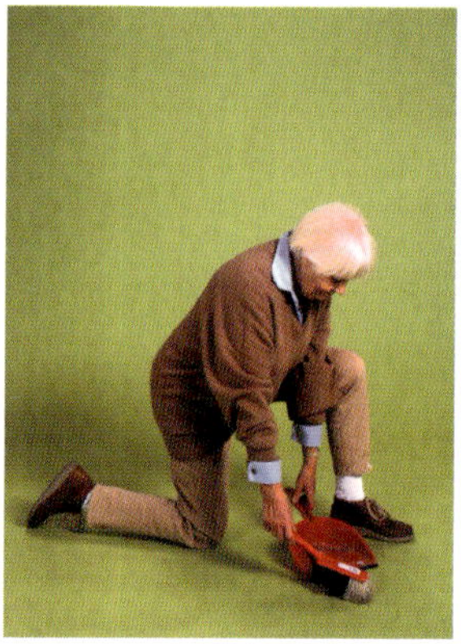

Abb. untere Reihe:
Erst die kniende Stellung ermöglicht rückenschonendes Aufkehren.

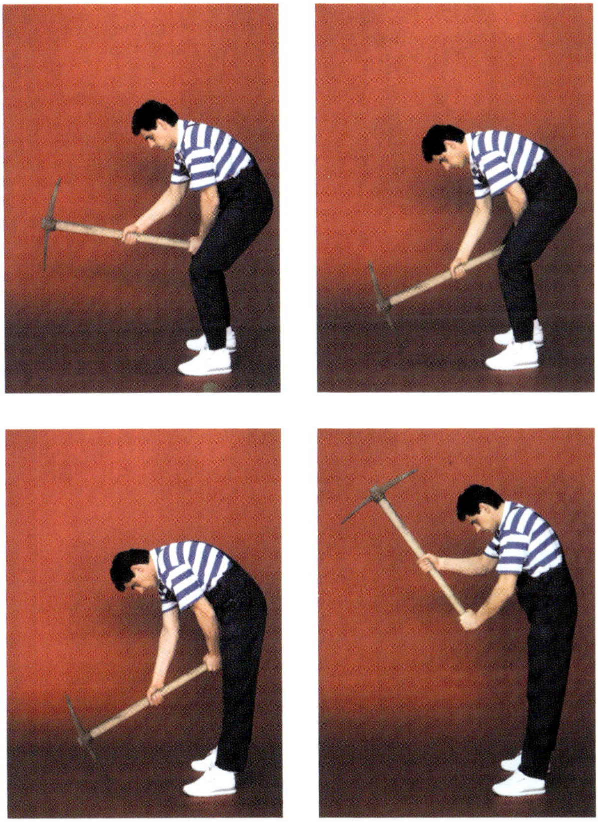

Abb. 42a:
Rückenbelastende Erdarbeiten aus der Hocke oder Rumpfbeuge.

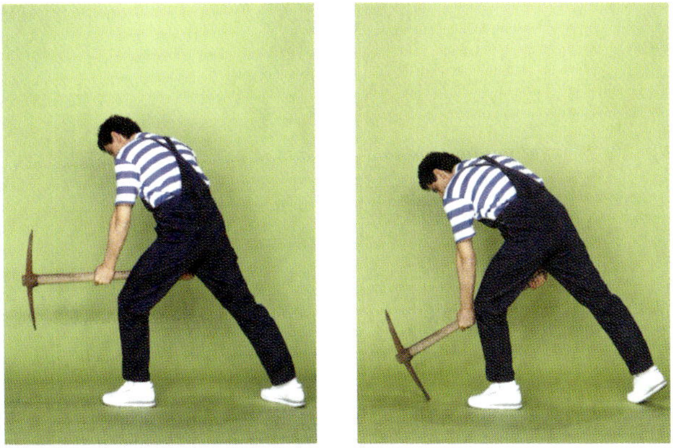

Abb. 42b:
Zur Rückenentlastung wird die Ferse des hinteren Beines vom Boden gehoben, der Arbeitsvorgang wird in der Schrittstellung ausgeführt.

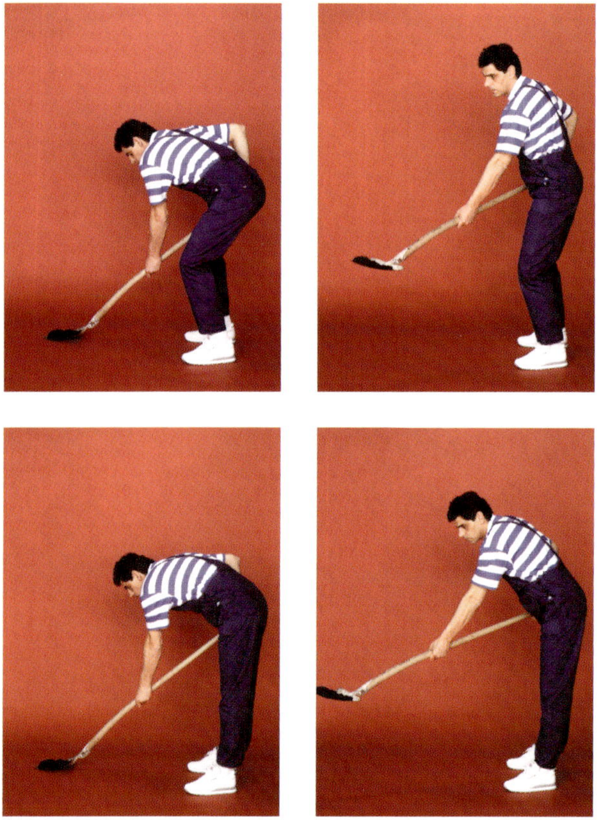

Abb. 43a: Auch Schaufeln aus der Hocke oder Rumpfbeuge ist nicht empfehlenswert.

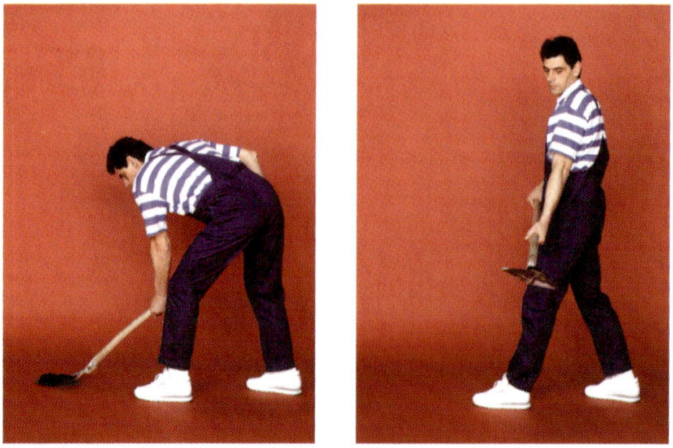

Abb. 43b: Die Drehung aus der Grundstellung führt zur Rotationsbelastung der Wirbelsäule.

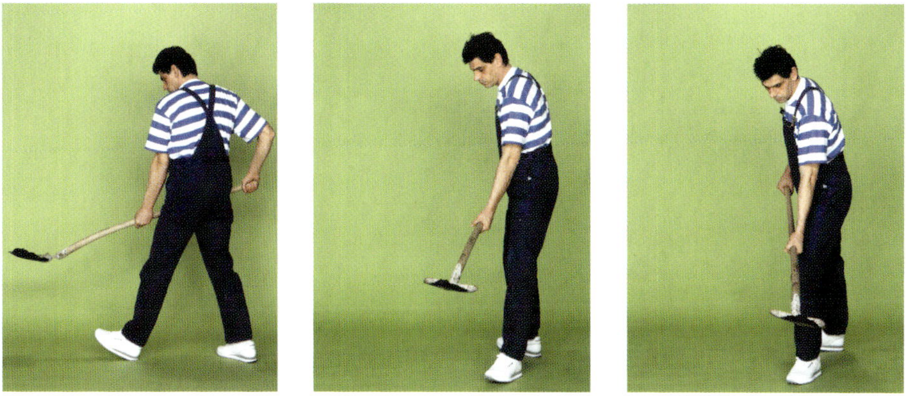

Abb. 44: Die Schaufel wird im Schritt von einer Stelle zur anderen bewegt. Die Drehung erfolgt in den Füßen, die Wirbelsäule bleibt dabei von selbst gerade.

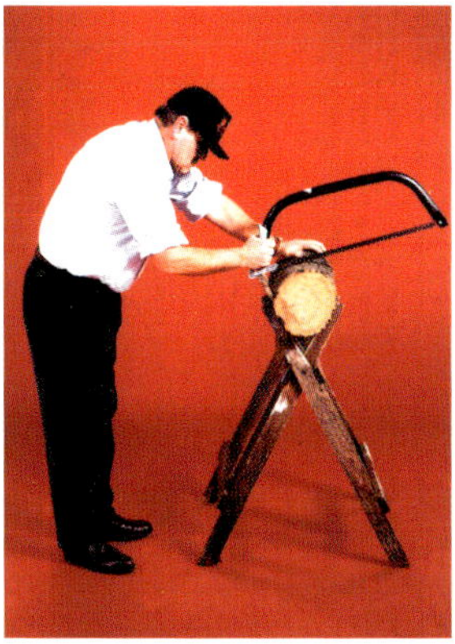

Abb. 45a: Der Rücken wird gebeugt.

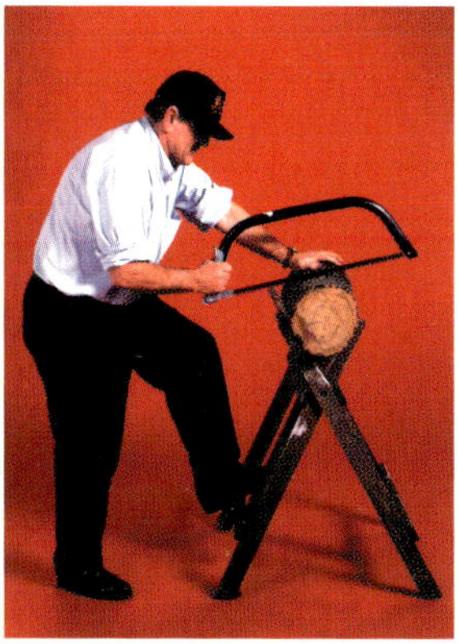

Abb. 45b: Der Rücken wird gebeugt und gedreht.

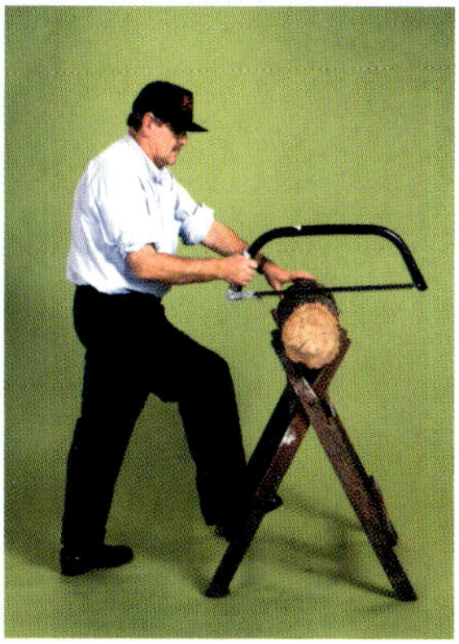

Abb. 45c: Der Rücken wird stabilisiert und bleibt gerade.

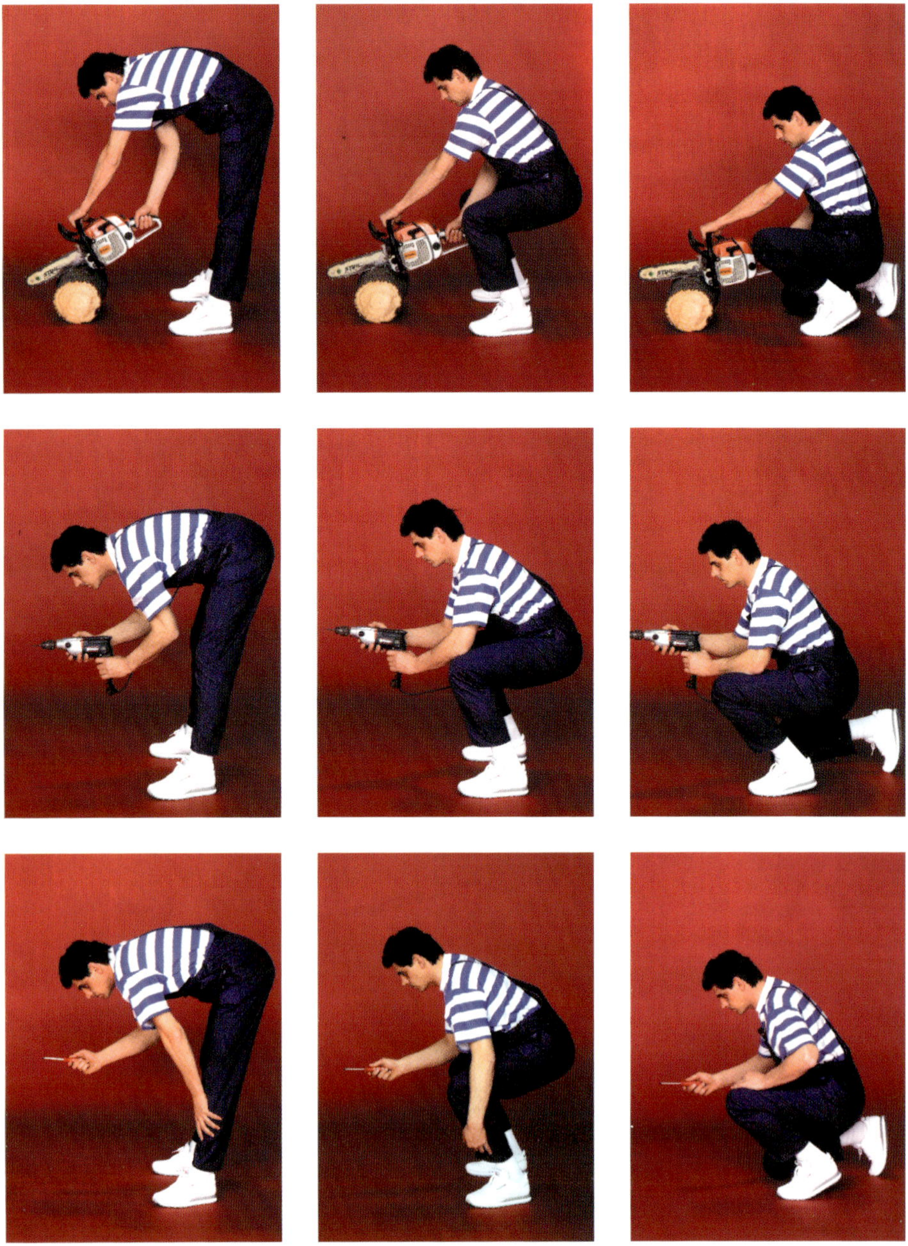

Linke Seite – Abb. 46 (von links nach rechts): Jede dieser Stellungen mit den verschiedensten Arbeitsgeräten ist rücken- oder kniegelenkbelastend (Hocke, Rumpfbeuge, spitzer Kniegelenkwinkel).

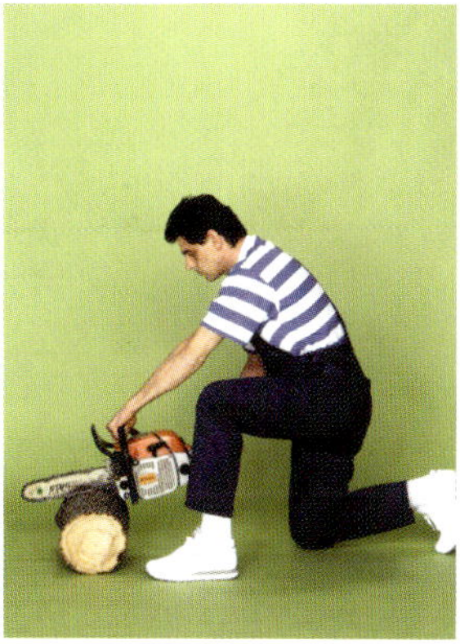

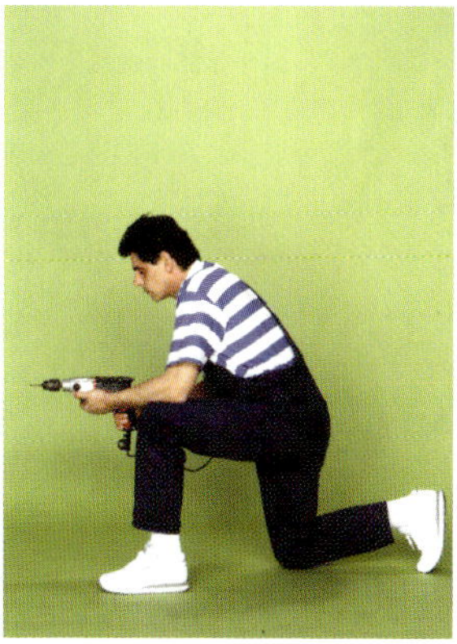

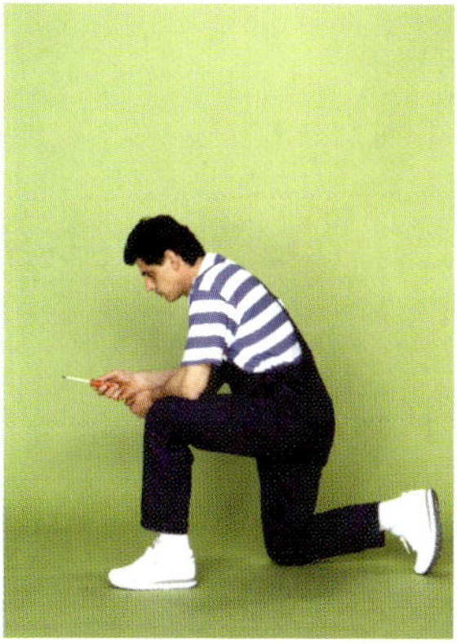

Abb. 47: Diese Stellung ist stabil und rückenschonend, weil Rücken und Knie entlastet sind.

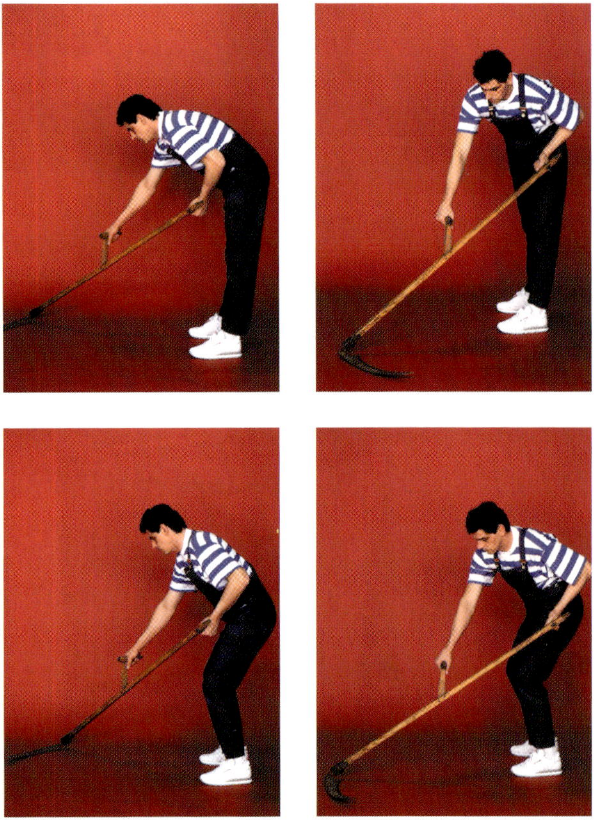

Abb. 48a: Rumpfbeuge und Hockstellung bilden beim Mähen mit der Sense einen besonders langen Lastarm. Der erforderliche Schwung verstärkt die Kräfte, die auf den Rücken wirken, zusätzlich.

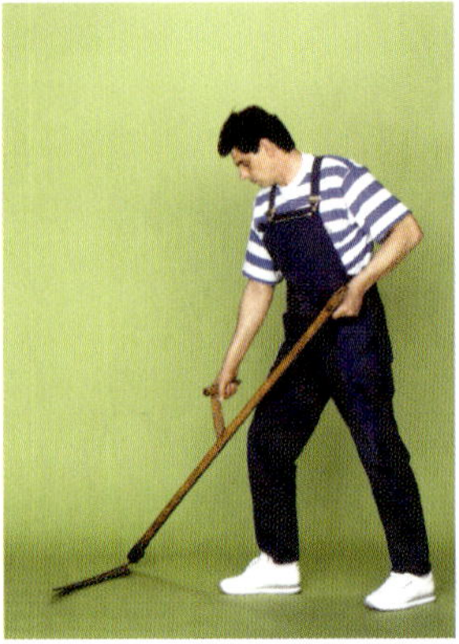

Abb. 48b: Der Landwirt nutzt den dynamischen Schritt zur Schonung seiner Kräfte seit Urzeiten.

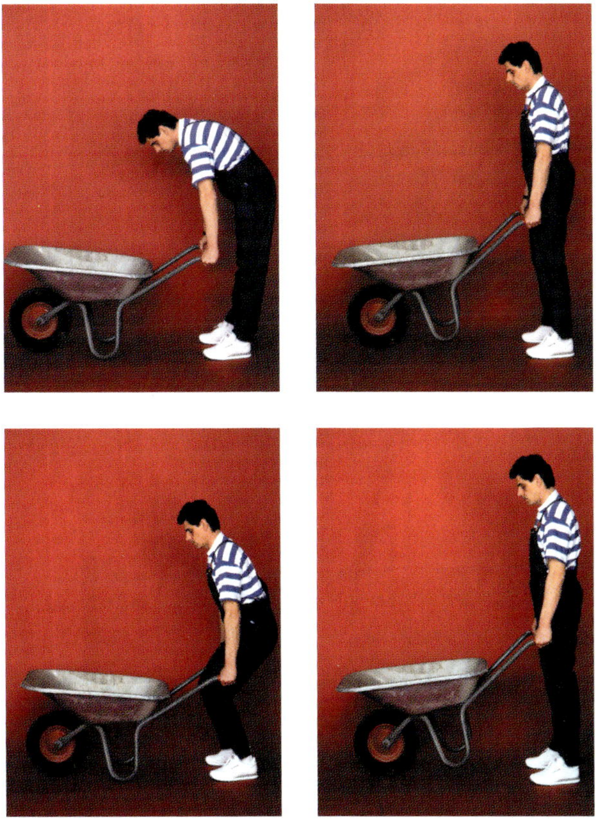

Abb. 49a: Aus der Rumpfbeuge oder Hocke wird auch die Schubkarre schwer.

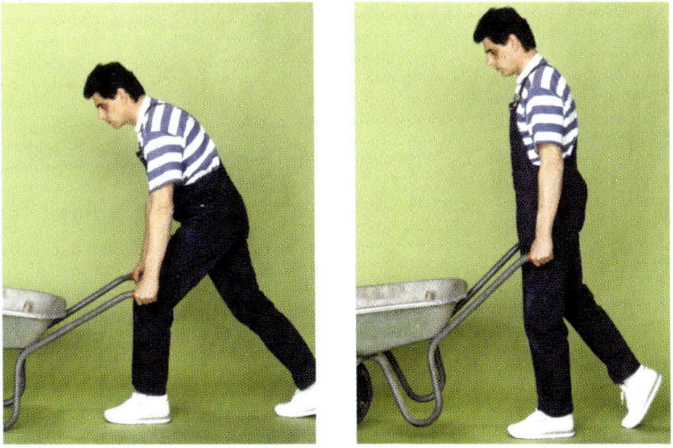

Abb. 49b: Im Schritt wird die Schubkarre erfasst und ohne Unterbrechung der fließenden Bewegung mitgenommen.

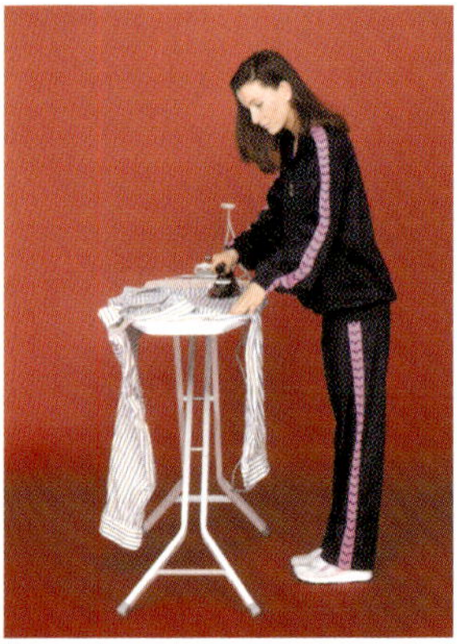

Abb. 50a: Der Rücken bügelt mit.

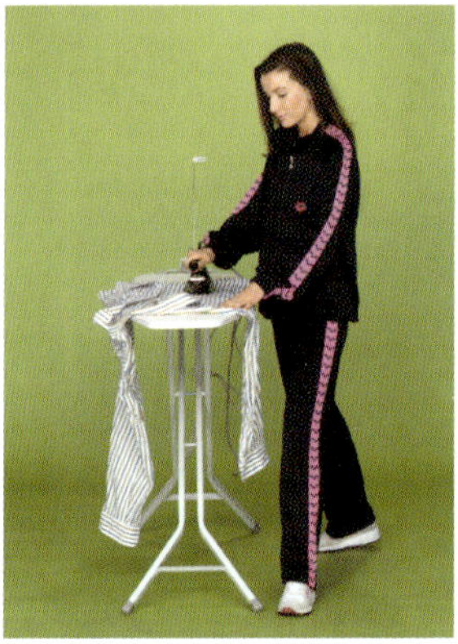

Abb. 50b: Im Schritt geht's immer leichter.

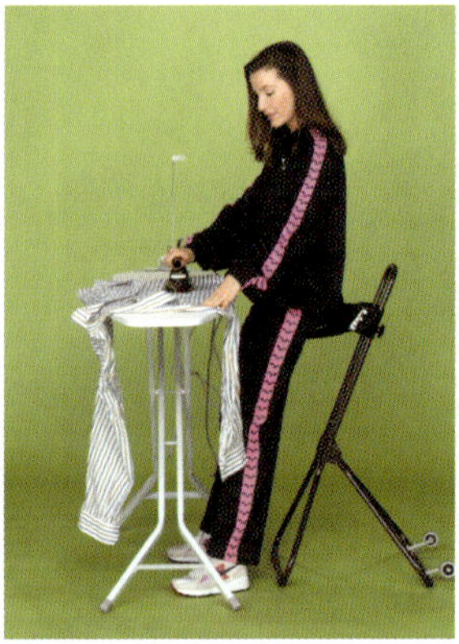

Abb. 50c: Eine Stehhilfe ist nützlich.

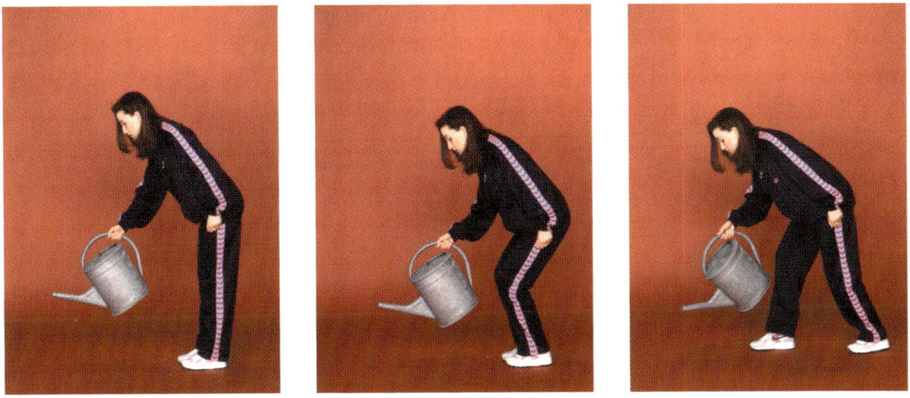

Abb. 51a oben: So strengt Gießen immer an.

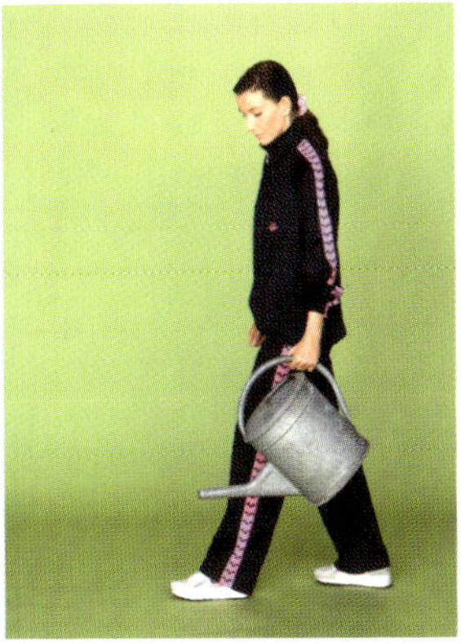

Abb. 51b: Im Schritt gießt sich's leichter.

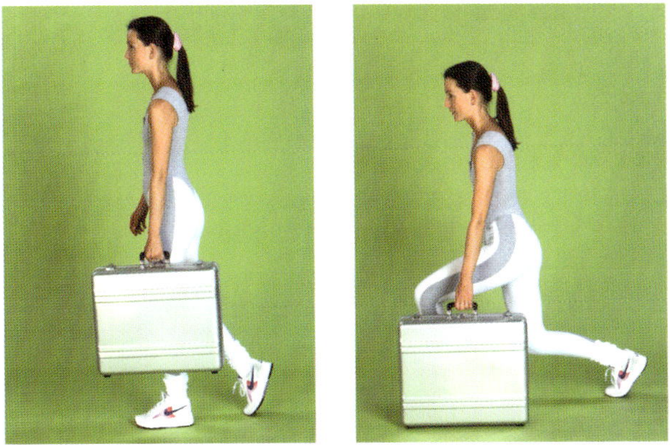

Abb. 52: Der Koffer wird im Schritt leicht aufgenommen und mitgeführt.

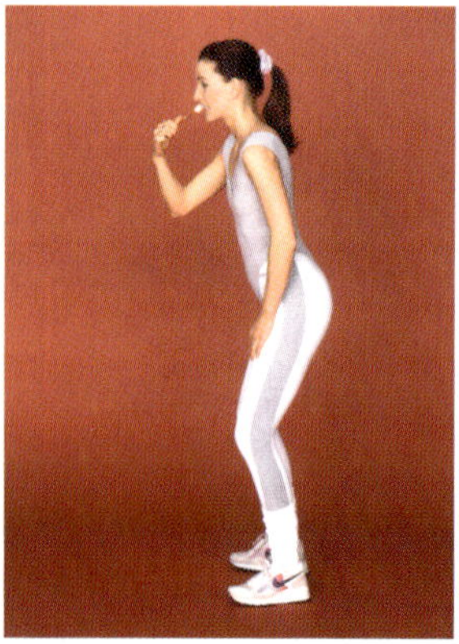

Abb. 53a: Sogar Zähneputzen kann zur Last werden.

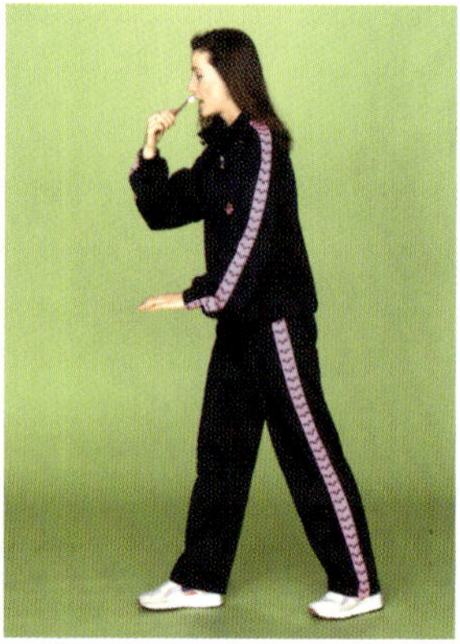

Abb. 53b: Die Schrittrichtung stabilisiert auch hier. Eine Hand stützt sich am Waschbecken ab.

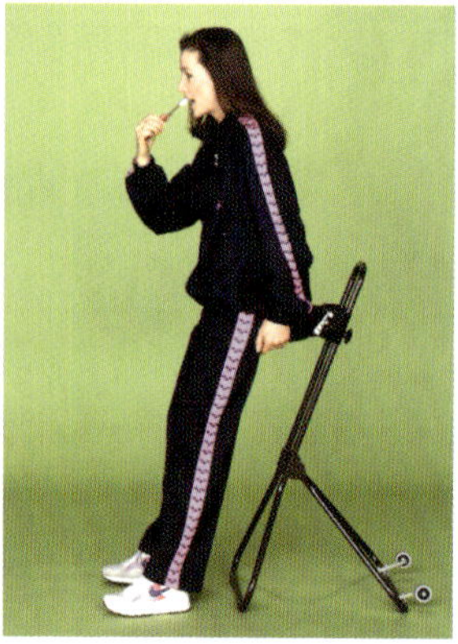

Abb. 53c: Mit der Stehhilfe geht es fast noch besser.

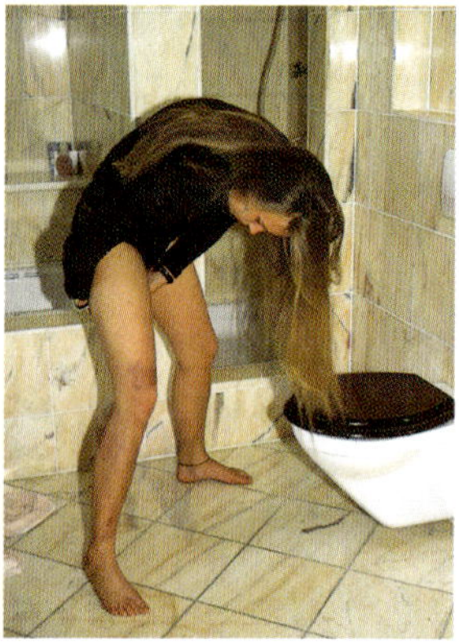

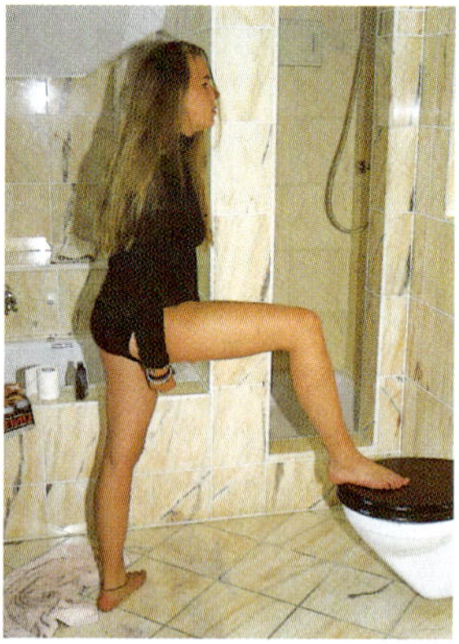

Abb. 54a links: So lässt sich ein Body nur mühsam anziehen.

Abb. 54b rechts: Die Schrittstellung erleichtert das Anziehen eines Body und schont den Rücken.

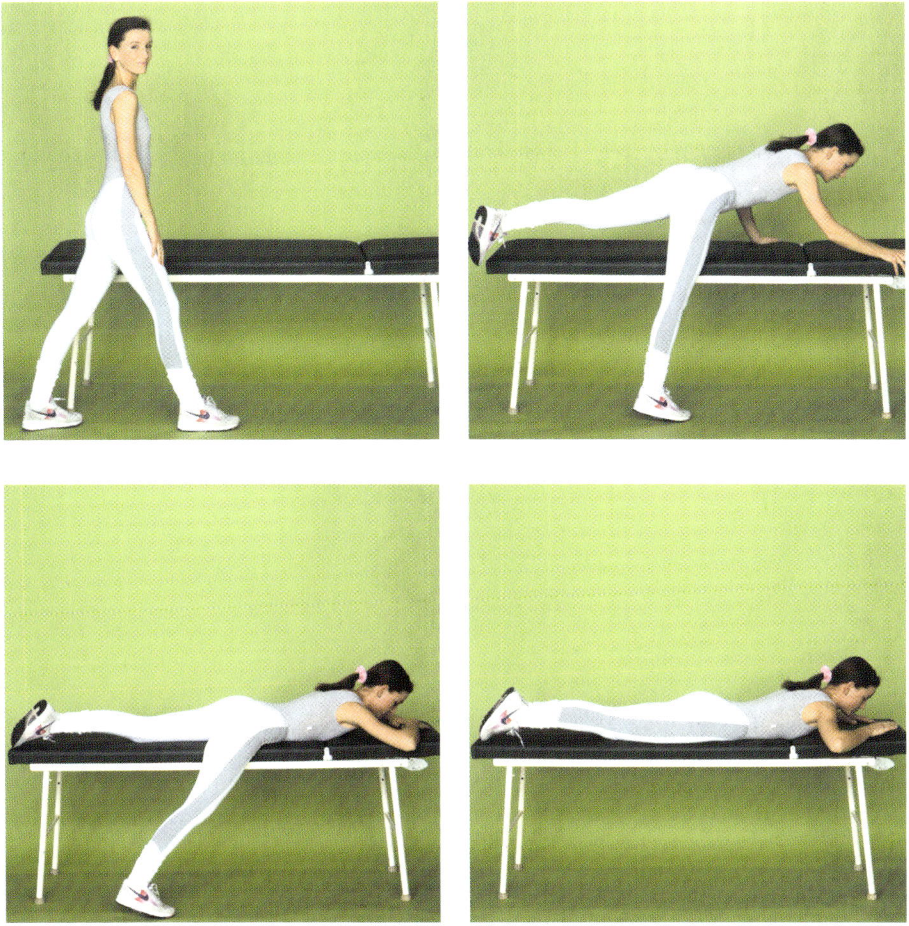

Abb. 55: Das Hinlegen in die Bauchlage erfolgt im Schritt, das Aufstehen umgekehrt. Die Hände greifen dabei über den Körper, nicht unter den Körper.

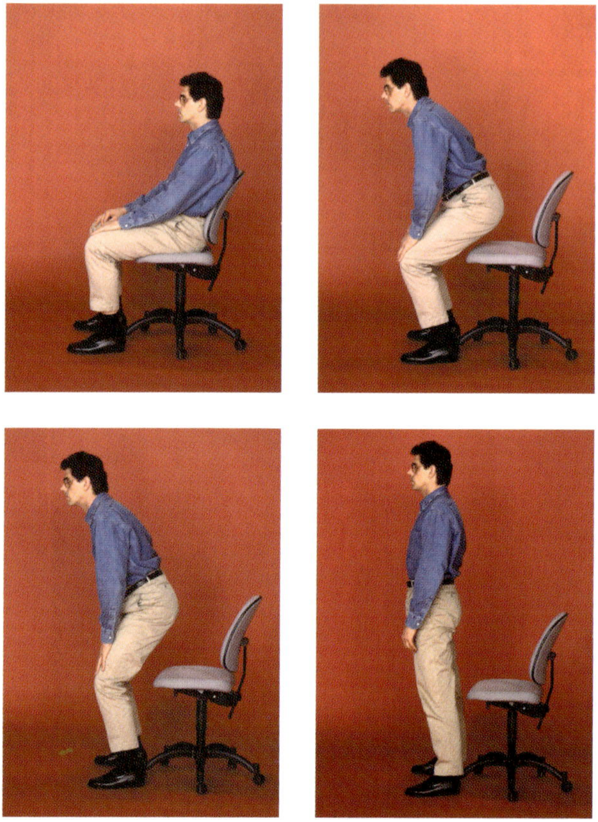

Abb. 56a: Der Oberkörper hängt während des gesamten Aufstehvorgangs im Kreuz, er muss von der Rückenmuskulatur aufgerichtet werden.

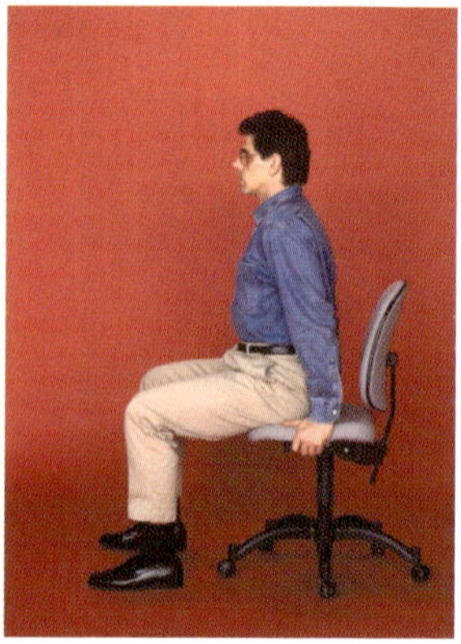

Abb. 56b: Das Abstützen mit den Händen bedeutet keine Hilfe, weil man nicht nach hinten, sondern nach vorne aufstehen muss.

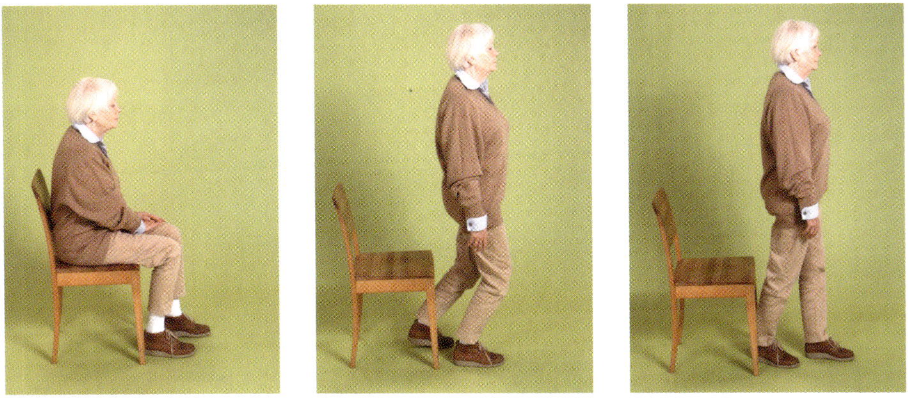

Abb. 57: Der Schritt ermöglicht leichtes Aufstehen. Im Stand ist die stabile Schrittstellung erreicht.

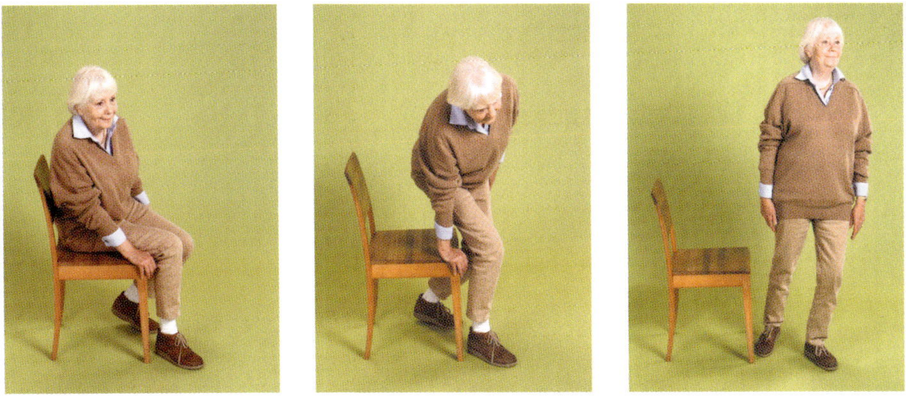

Abb. 58: Man stützt sich auf einer Hand ab und begibt sich in den Schritt, bis man steht.

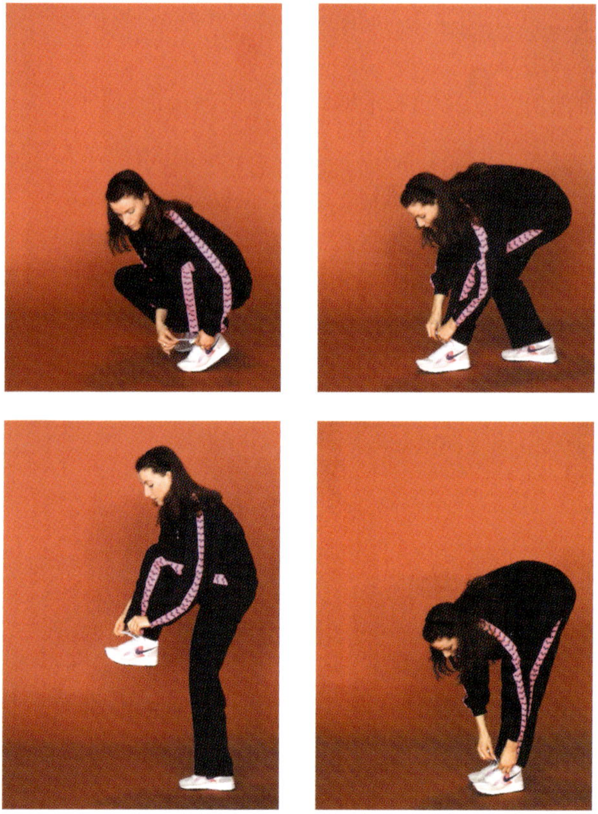

Abb. 59: Sogar die Schuhe kann man sich auf verschiedene Art rückenbelastend binden.

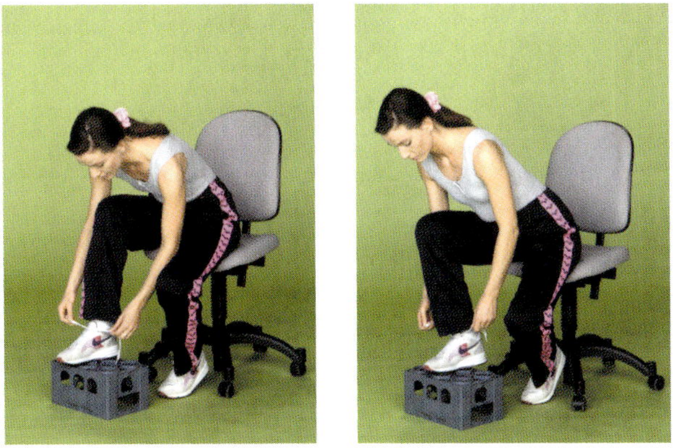

Abb. 60a:
Rückenentlastendes Schuhzubinden im Sitzen (bei Rückenschmerzen in Vorbeuge mit gestrecktem Rücken und verstärkt gebeugtem Knie).

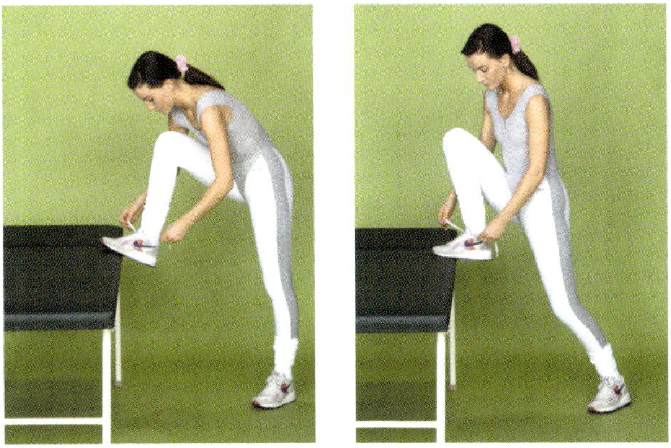

Abb. 60b:
Rückenentlastendes Schuhzubinden, bei Rückenschmerzen in Vorbeuge mit gestrecktem Rücken und verstärkt gebeugtem Knie (bei Kniebeschwerden Vorsicht!)

Hier ist ausnahmsweise ein spitzer Kniegelenkwinkel (siehe rechte Abb.) möglich, weil die Belastung des Knies wesentlich geringer ist. Bei Beschwerden des Kniegelenks ist die Bewegung wie bei den linken Abb. dargestellt vorzuziehen.

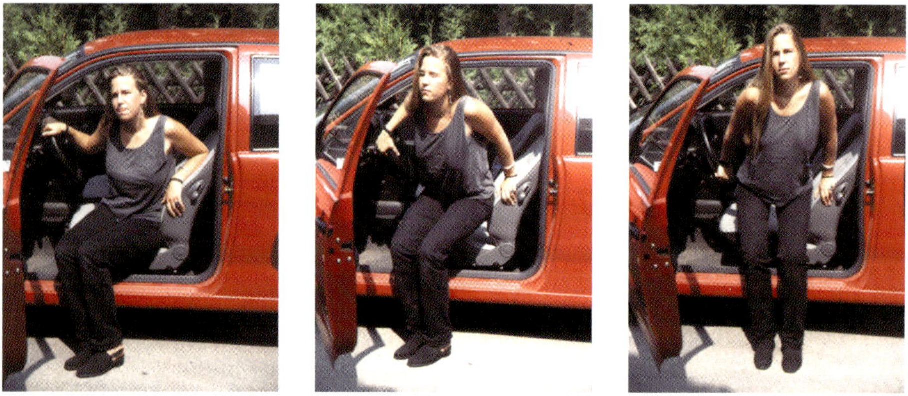

Abb. 61a: Aussteigen aus dem Auto mit den Füßen auf gleicher Höhe belastet das Kreuz.

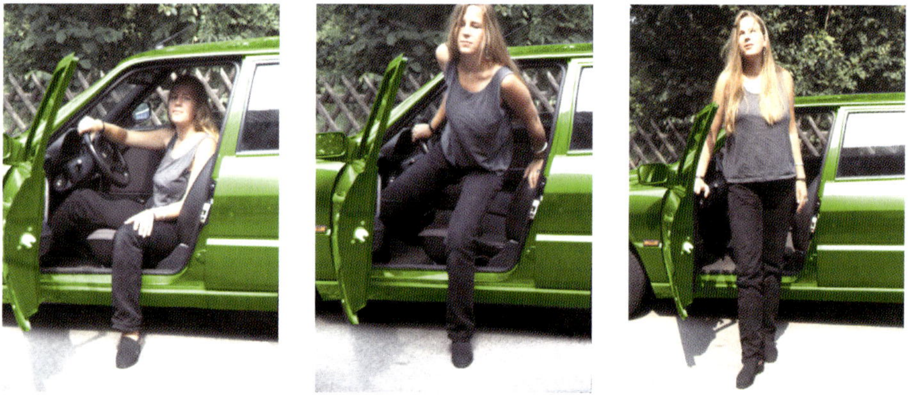

Abb. 61b: Aussteigen aus dem Auto im Schritt entlastet das Kreuz. Zuerst dreht man sich zur Türöffnung, der linke Fuß nimmt Kontakt zum Boden auf. Die linke Hand stützt sich am Türrahmen und hilft bei der Streckung von Knie- und Hüftgelenk, während das rechte Bein den Schritt vollendet.

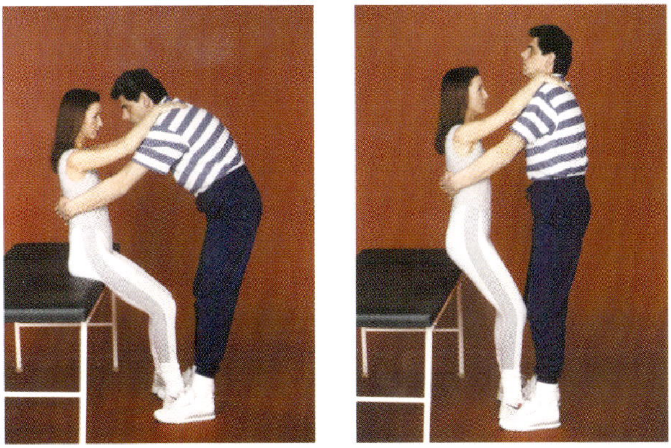

Abb. 62/1 + 2: Es fällt schwer, jemanden in der Hocke oder Rumpfbeuge hochzuheben.

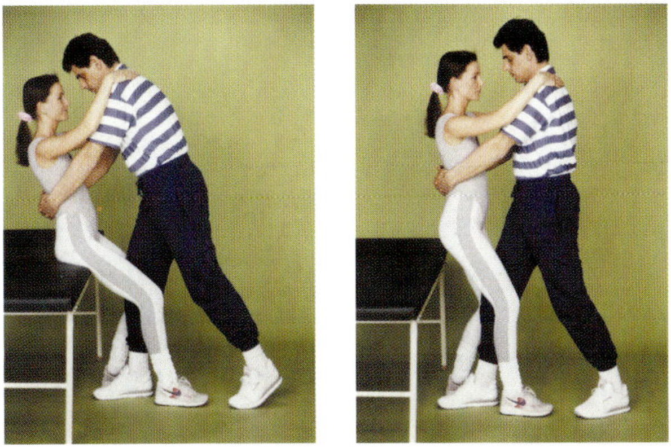

Abb. 62/3 + 4: Ein simpler Schritt befördert den Patienten in den Stand, ohne den Rücken wesentlich zu belasten. Diese Bewegungsform eignet sich besonders gut für die Kranken- und Altenpflege.

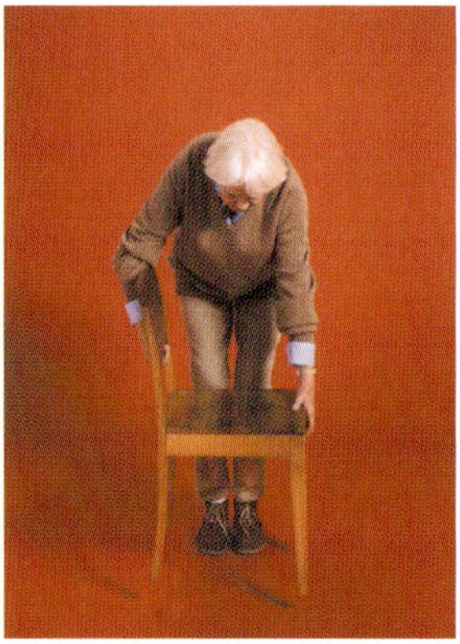

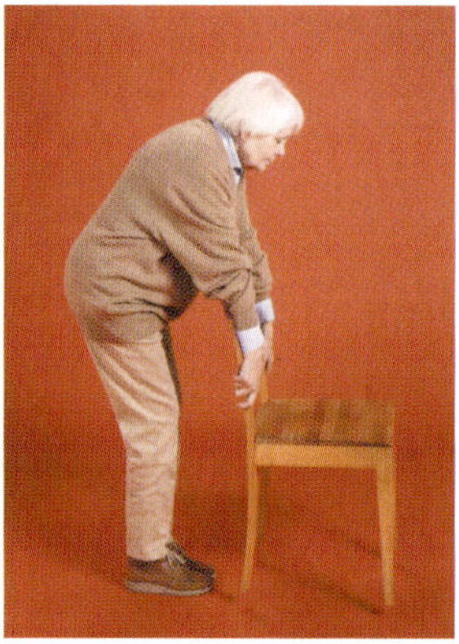

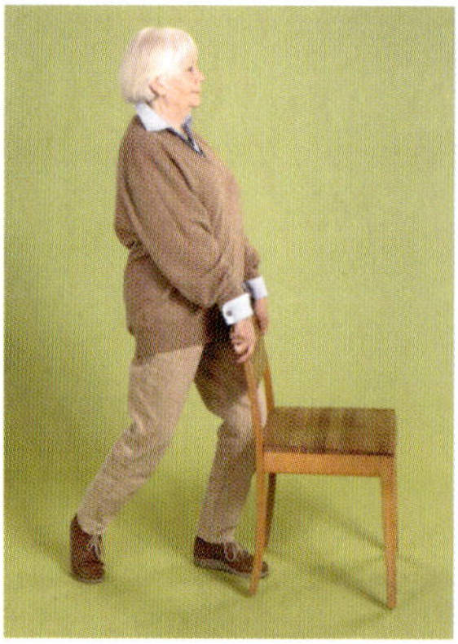

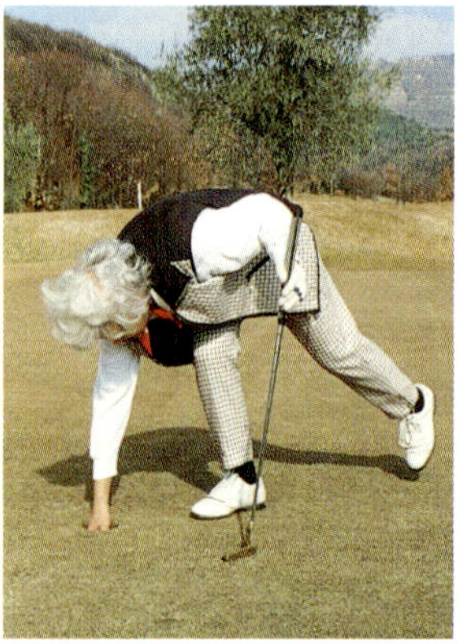

Obere Reihe, Abb. 62/5 bis 7:
Die Abbildungen 5 und 6 zeigen die rückenbelastende Position, die Abbildung 7 die entlastende Haltung.

Abb. 62/8 links:
Im dynamischen Schritt wird der Golfball aufgehoben.

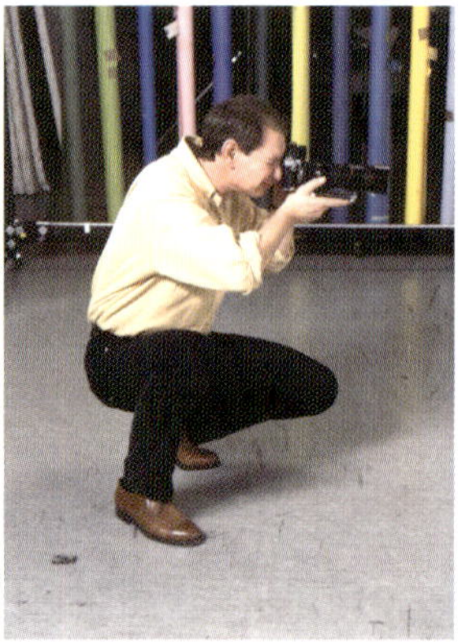

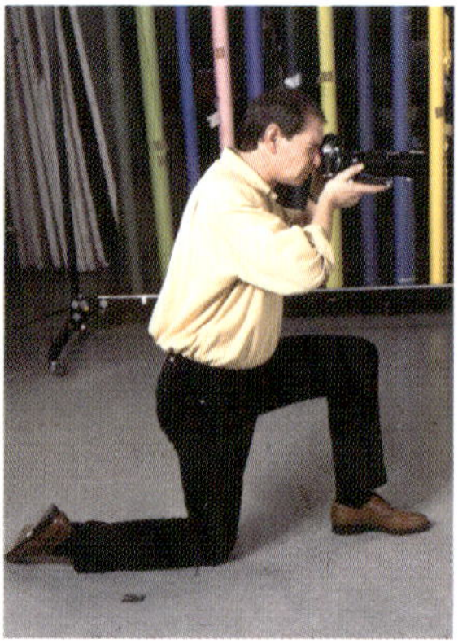

Abb. 62/9 links:
Dieser Fotograf arbeitet instabil, Rücken und Knie sind unnötig belastet.

Abb. 62/10 rechts:
Hier arbeitet der Fotograf in stabiler Haltung, Rücken und Knie sind entlastet.

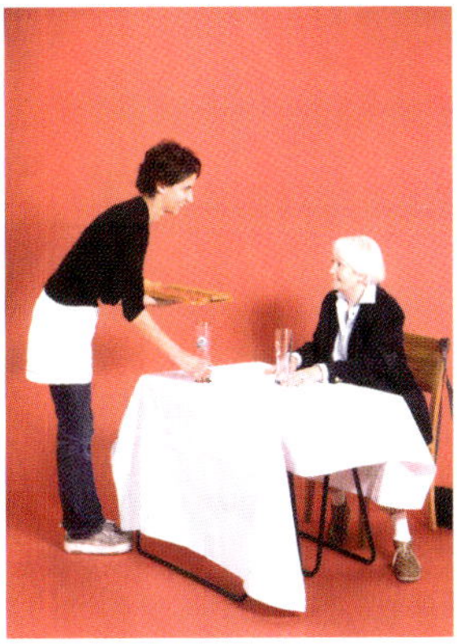

Abb. 62/11: Die Kellnerin serviert auf diesem Bild rückenbelastend.

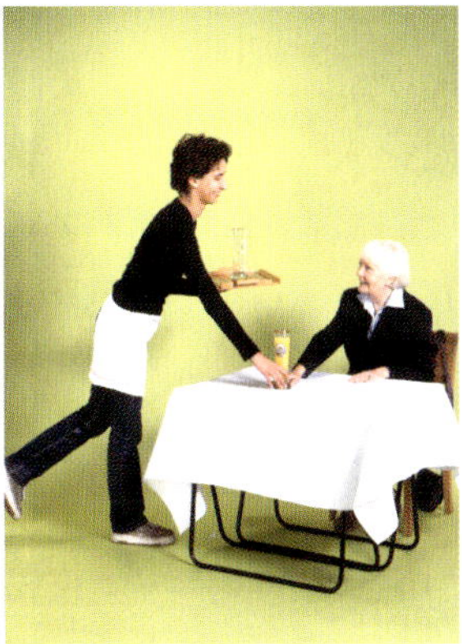

Abb. 62/12: Die Schritthaltung schont den Rücken.

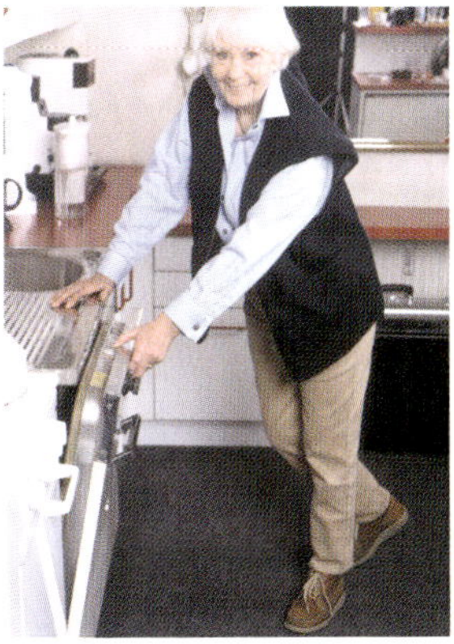

Abb. 62/13:

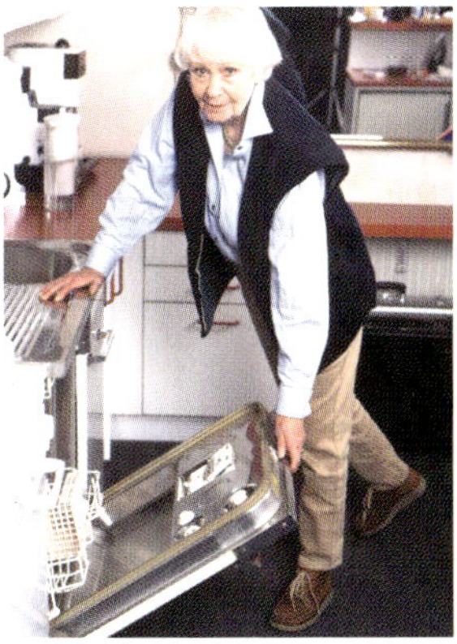

Abb. 62/14:

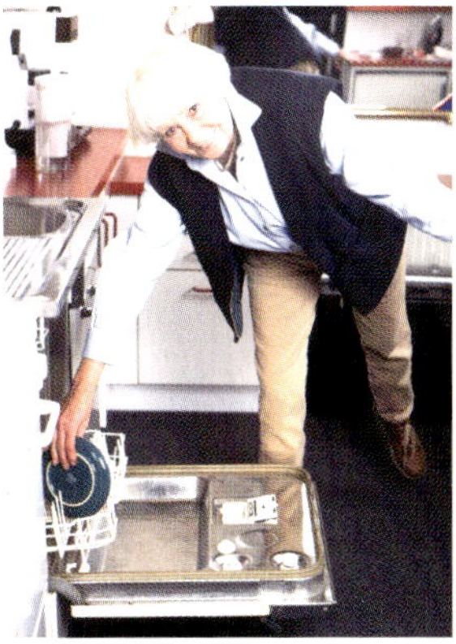

Abb. 62/15:

Im Schritt lässt sich die Spülmaschine leicht öffnen und ausräumen.

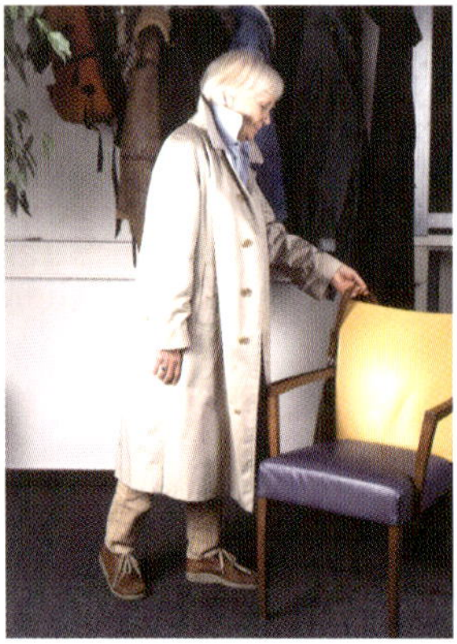

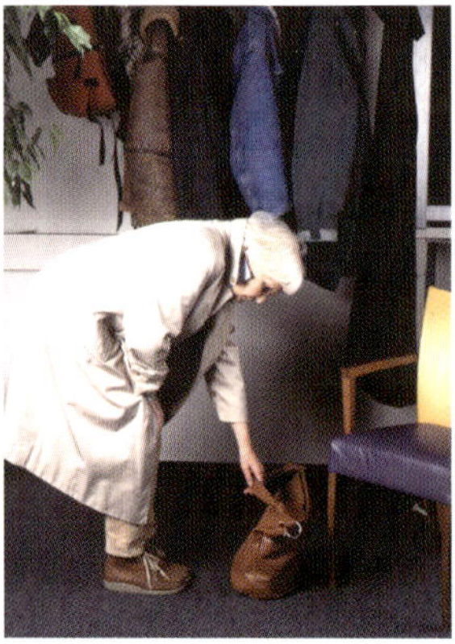

Abb. 62/16: *Abb. 62/17:*
Bevor man den Mantel an die Garderobe hängt, ist es besser, die Handtasche über den Stuhl zu hängen und nicht am Boden abzusetzen.

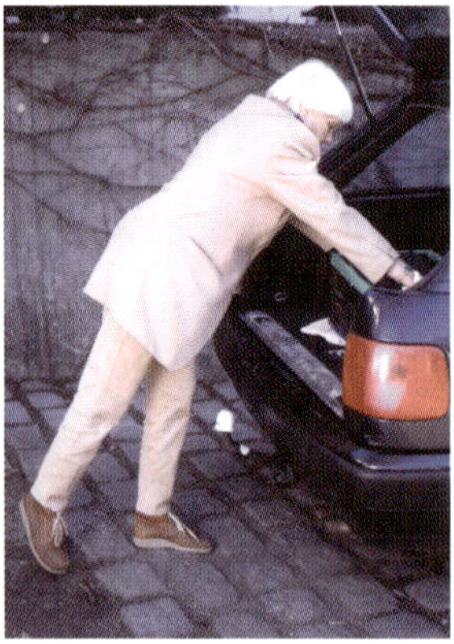

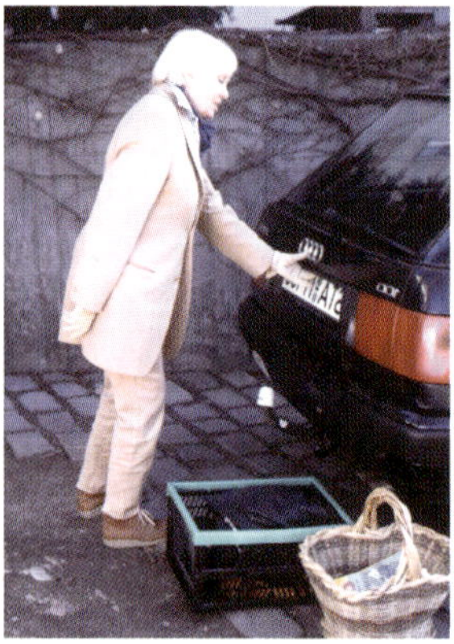

Abb. 62/18: *Abb. 62/19:*
Bevor man das Gepäck zum Auto trägt, empfiehlt es sich, den Kofferraum zu öffnen. Dadurch kann das rückenbelastende Abstellen und Aufheben des Gepäcks beim Einladen vermieden werden.

Körpergerechtes Sitzen und Liegen

Beim Sitzen kommt es im Wesentlichen darauf an, bei welchem Anlass bzw. in welchem Lebensbereich man sitzt. Für jede Art von Sitzen gilt: Man soll immer entspannt sitzen.

Verschiedene Sitzmöglichkeiten in der Freizeit

Will man zum Beispiel sich ausruhen, die Zeitung lesen oder ein Glas Wein trinken, sitzt man in einem Lehn- oder Ohrenbackensessel am besten, weil man sich dort gut entspannen kann. Es ist dabei egal, ob man nach oben oder unten schaut, nach links oder rechts, weil man nichts zu tun hat und deswegen auch nicht in einer belastenden Haltung verharrt.

Beim Essen oder am Schreibtisch sitzt man am besten auf einem Stuhl, der so hoch ist, dass Ober- und Unterschenkel miteinander einen rechten Winkel bilden und beide Fußsohlen vollen Kontakt zum Boden haben. Das Gesäß soll die Sitzfläche voll ausnutzen, so dass sich der Rücken, ohne sich nach hinten beugen zu müssen, bequem an der Rückenlehne anlehnen kann (Abb. 64).

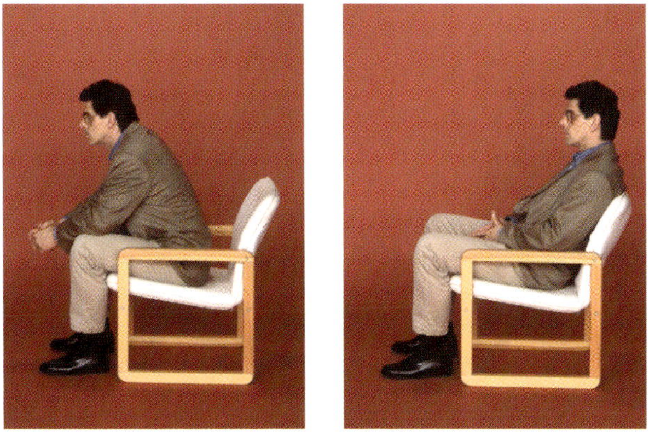

Abb. 63: Sitzen in einem dafür ungeeigneten Sitzmöbel: Um geradeaus schauen zu können, muss entweder der Rücken (linkes Bild) oder der Nacken (rechtes Bild) gebeugt werden.

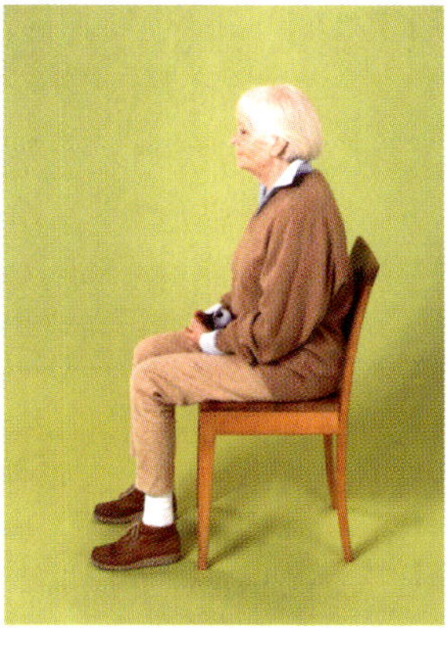

Abb. 64: Aufrechte, entspannte Sitzhaltung auf geeigneten Sitzmöbeln

Die überall beliebten Polstermöbel ermöglichen entspanntes Sitzen nur dann, wenn man sich an den Polstern anlehnt und in dieser Ruhestellung verbleibt. Sobald man aber diese Stellung verlassen muss, um nach vorne z. B. auf den niedrigen Couchtisch zu greifen oder um in den Fernseher zu schauen, muss sich der Nacken oder der Oberkörper nach vorne neigen, sodass im Bereich der Hals- bzw. Lendenwirbelsäule Spannung entsteht (Abb. 63). Außerdem sind niedrige Sitzmöbel schon deswegen ungeeignet, weil es älteren Menschen und Menschen mit Rückenproblemen schwer fällt, sich so tief zu setzen und aus dieser Tiefe wieder aufzustehen.

Sitzen im Beruf

Viele Menschen verbringen einen großen Teil ihres Lebens sitzend: im Büro, an der Supermarktkasse, in den öffentlichen Verkehrsmitteln, im Auto, am Fernseher oder in der Schule. In der Schule sitzen unsere Kinder fast den ganzen Vormittag; anschließend sitzen sie noch einige Stunden bei den Hausaufgaben. Da sich in der Regel das Sitzen nicht vermeiden lässt, ist es für jeden Menschen, aber besonders für einen im Wachsen befindlichen Menschen besonders wichtig, gut zu sitzen.

Absolut notwendig ist es, beim Schreiben und Lesen jeweils den optimalen Augen-Objekt-Abstand einzuhalten, bei dem die optische Wahrnehmung entspannt stattfinden kann bzw. bei dem eine scharfe Abbildung des Objekts auf der Netzhaut in entspannter Haltung möglich ist. In meiner Schulzeit gab es dafür Schrägpulte, die sogar der unterschiedlichen Größe der Schüler angepasst waren. Dadurch konnte eine übermäßige Vorneigung der Halswirbelsäule vermieden werden. Bei einem Schreibtisch, der nicht schräg gestellt werden kann, ergibt sich bereits in Ruhehaltung eine Belastung der Nackenmuskulatur, weil durch den gebeugten Nacken der Kopf ständig von der Nackenmuskulatur gegen die Schwerkraft gehalten werden muss. Die Konzentration auf die eigentliche Arbeit wird dadurch wesentlich beeinträchtigt. Auch in den Schreibstuben früherer Zeiten fehlte das Schrägpult nicht. Pfarrer lesen ihre Predigt noch heute vom Schrägpult, ebenso haben Bundestagsabgeordnete und andere Redner ihr Konzept auf einem Schrägpult vor sich. Leider steht unseren Kindern in der Regel kein Schrägpult zur Verfügung, obwohl dies auch heute noch sinnvoll wäre, weil die ergonomischen Gesetze sich nicht verändern. Erfreulicherweise gibt es Bestrebungen, die Schrägpulte wieder einzuführen.

Von verschiedenen Seiten (z. B. Rückenschulen, Krankenkassen) wird in den letzten Jahren das so genannte Sitzkeilkissen propagiert, bei welchem die Sitzfläche durch einen Kissenkeil nach vorne abgeschrägt wird. Dadurch glaubt man, auf billige, einfache Art und Weise den gleichen Effekt des optimalen Augen-Objekt-Abstandes zu erzielen, wie man ihn durch das Schrägpult erreicht. Dies ist wohl

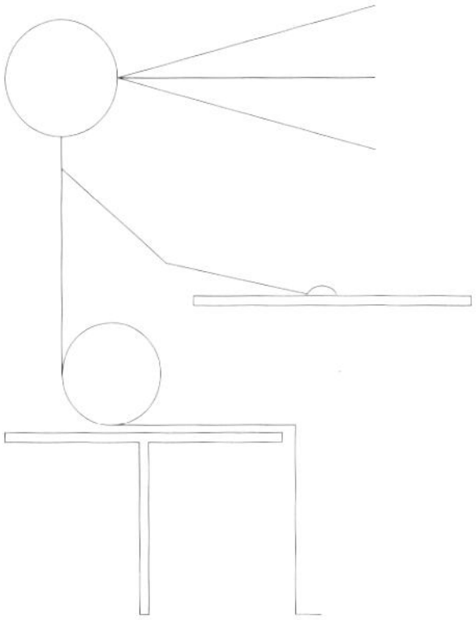

Abb. 65a: Entspannte Sitzhaltung. Hierbei wird keine Tisch- oder Schreibtischarbeit ausgeführt.

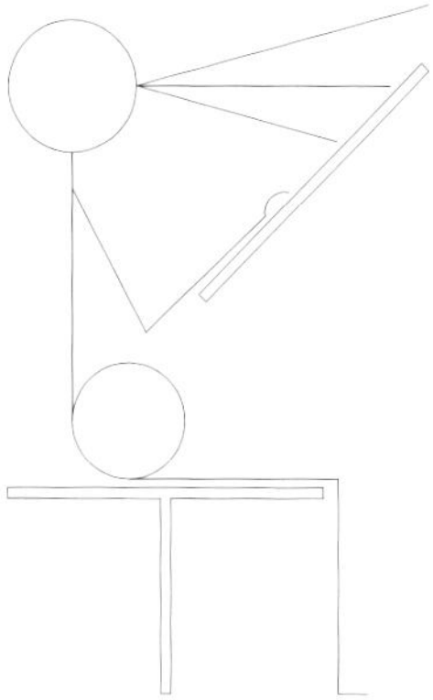

Abb. 65b: Entspannte Sitzhaltung. Ein Schrägpult ermöglicht Entspannung von Rücken und Nacken in passendem Augen-Objekt-Abstand.

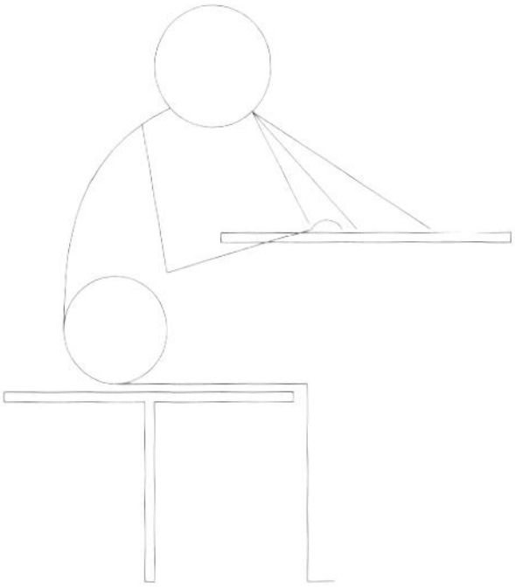

Abb. 65c: Gespannte Sitzhaltung: Die gerade Sitzfläche erfordert eine Krümmung von Rücken und Nacken, um einen passenden Augen-Objekt-Abstand zu erreichen.

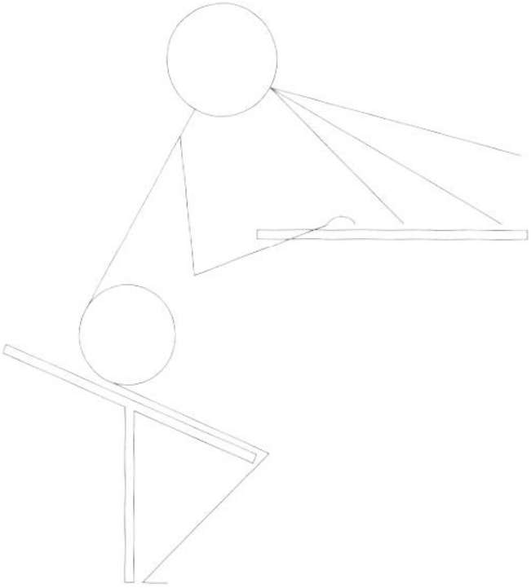

Abb. 65d: Augen- und Objekt-Abstand sind passend, der Rücken ist gerade. Verspannung entsteht durch die anhaltende Tendenz, nach unten zu rutschen, der die Rückenmuskulatur fortwährend entgegenwirken muß.

richtig, allerdings wirkt auf den Körper der Einfluss der Schwerkraft, die ihn ständig nach vorne zum Boden ziehen will. Dieser Tendenz muss er sich entgegenstemmen und dabei abwechselnd Bein- und Rückenmuskulatur anspannen. Dies widerspricht der Forderung nach einem entspannten Ruhezustand vor Aufnahme irgendeiner Betätigung (hier: Lesen und Schreiben im Sitzen).

Der schon lange beim Sport gebräuchliche Gymnastiksitzball findet in letzter Zeit immer mehr als reiner Sitzball Verbreitung und wird sogar als Sitzmöbel für Büro und Schule empfohlen. Dieser Sitzball ist als gymnastisches Übungsgerät unbestritten gut geeignet. Bezüglich seiner Eignung als Sitzmöbel für Schule und Büro gibt es einige Einwände: Der kugelförmige Körper kann von selbst auf einer glatten Fläche nicht ruhig stehen, ohne ins Rollen zu kommen. Folglich muss jeder, der auf solch einem Ball sitzt, den Ball selbst im Gleichgewicht halten, und zwar in jeder Dimension. Dadurch gerät sein eigener Körper ins Ungleichgewicht, sodass er fortwährend sein Gleichgewicht in Bezug zum Arbeitsplatz wiederherstellen muss. Durch diese ständige Gleichgewichtsarbeit kann eine Leistungs- und Konzentrationsminderung entstehen. Hinzu kommt, dass die Augen während dieses Unruhezustandes einerseits waagerecht eingestellt bleiben müssen, andererseits muss auch der Augen-Objekt-Abstand immer wieder neu eingestellt werden. Die naturgesetzlichen Voraussetzungen sind unumstößlich und immer gültig. Auch eine Änderung der Körperhaltung, wie z.B. eine Beckenkippung, kann diese nicht außer Kraft setzen.

Aufstehen aus der Rückenlage, Hinlegen in die Rückenlage

Das Aufstehen bzw. Hinlegen ist als tägliche Pflichtübung mindestens zweimal erforderlich. Es kann deswegen mit gutem Recht als Alltagsbewegung bezeichnet werden. Um hierbei Fehler zu vermeiden, ist es notwendig, den Vorgang zuerst für das Aufstehen aus der Rückenlage zu beschreiben:

In der Rückenlage werden die Knie angewinkelt. Befindet man sich noch zu nahe am Liegen- oder Bettrand, stemmt man sich mit den aufgestellten Füßen ab und rutscht weiter nach innen, um für die nachfolgende Drehung nach außen mehr Platz zu haben.

Jetzt dreht man den Körper zum Bettrand hin, indem man die Knie zum Bettrand hin fallen lässt. Gleichzeitig dreht man den Oberkörper mit, indem man mit der bettrandfernen Hand zum Bettrand greift. Erfolgt die Drehung von Ober- und Unterkörper nicht gleichzeitig, d.h. bleibt der Oberkörper liegen, während sich der Unterkörper dreht, entsteht ein belastendes Drehmoment auf die Lendenwirbelsäule. Bei der nun erreichten Seitenlage soll der Körper senkrecht zum Bett liegen. Eine Schräglage muss vor dem Aufstehen korrigiert werden, weil auch dann wieder ein Drehmoment auf die Lendenwirbelsäule entsteht (Abb. 66a und 66b).

Die aufeinander liegenden Oberschenkel bilden jetzt einen stumpfen Winkel mit dem Oberkörper. Aus dieser Lage darf man noch nicht aufstehen, weil der lange Hebel der Beine im Sinne einer Seitenneigung und Drehung auf die Lendenwirbelsäule wirkt. Die schräg gestellten Oberschenkel bilden eine schräge Achse im Verhältnis zum parallel zur Liege befindlichen Oberkörper, der sich um diese Achse mit zusätzlichem Kraftaufwand drehen muss. Es ist deswegen notwendig, eine Achse senkrecht zum Oberkörper zu bilden. Die erreicht man, indem man die Oberschenkel so weit an die Brust zieht, bis diese mit dem Oberkörper einen Winkel von 90° bilden. Erst jetzt kann sich der Körper um diese Achse ohne Widerstand drehen, während man den Oberkörper mit beiden Armen nacheinander in die aufrechte Sitzhaltung schiebt (Abb. 67a bis 67d).

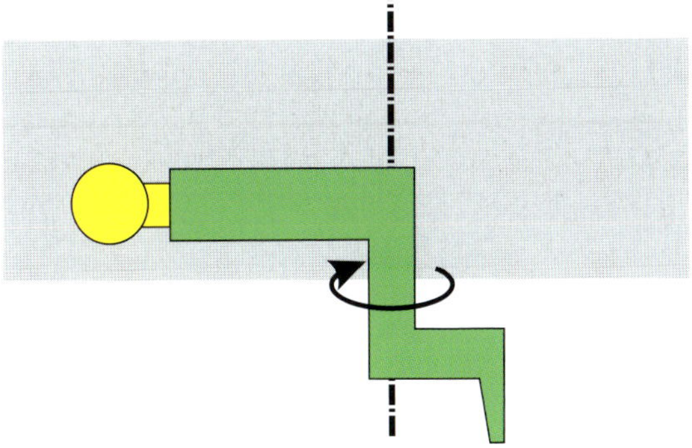

Abb. 66a: Die Achse durch den Oberschenkel steht **senkrecht** zum Oberkörper, der sich um diese Achse leicht drehen kann.

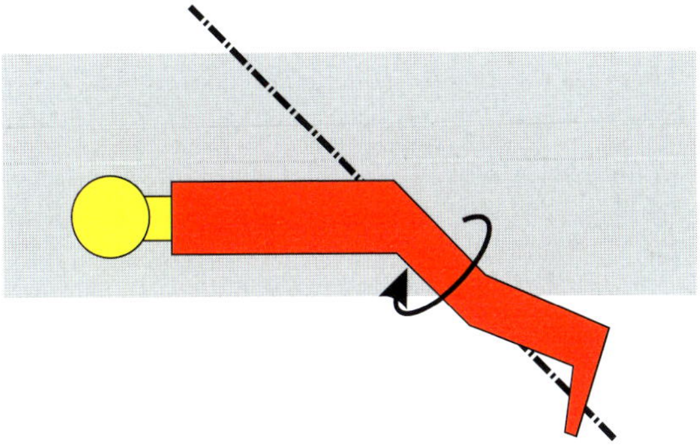

Abb. 66b: Die Achse durch den Oberschenkel steht **schräg** zum Oberkörper, der sich um diese Achse erschwert dreht.

Das Hinlegen erfolgt in umgekehrter Reihenfolge, indem man sich aus dem Sitzen senkrecht zur Liege unter Zuhilfenahme beider Arme auf die Schulter legt, während die Fersen auf die Liege gehoben werden. Aus dieser Seitenlage läßt man sich nun einfach auf den Rücken rollen und korrigiert dann je nach Bedarf zur Seite hin.

Abb. 67a–d: Richtiges Aufstehen aus der Rückenlage im Ablauf

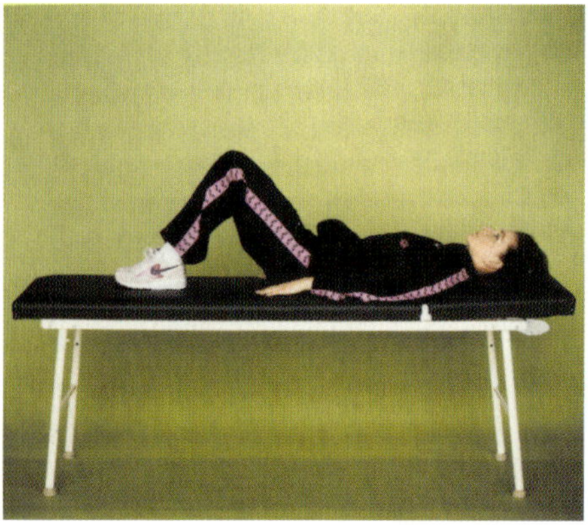

67a: Aufstellen der Füße

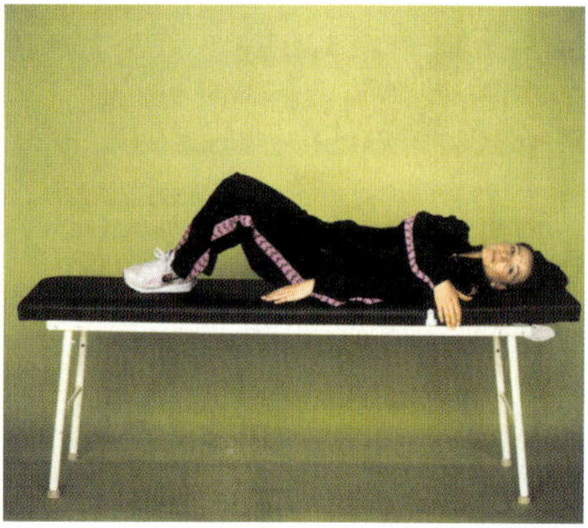

67b: Gleichzeitige Drehung von Ober- und Unterkörper

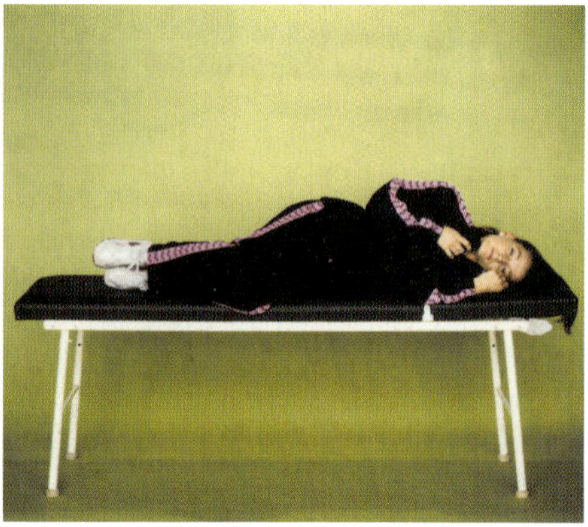

67c: Die Oberschenkel bilden einen rechten Winkel mit dem Oberkörper.

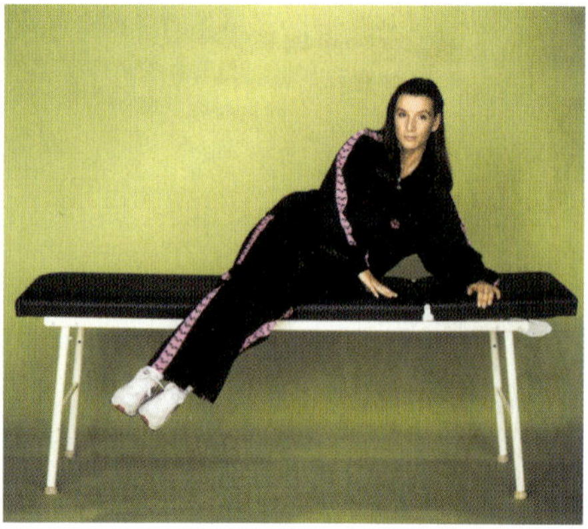

67d: Die Hände schieben den Körper in Sitzstellung.

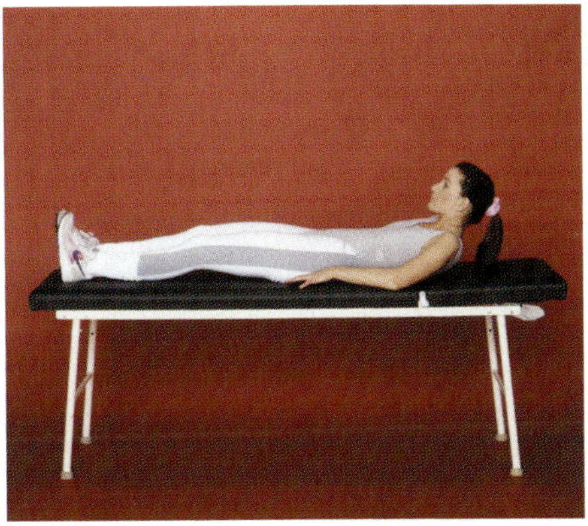

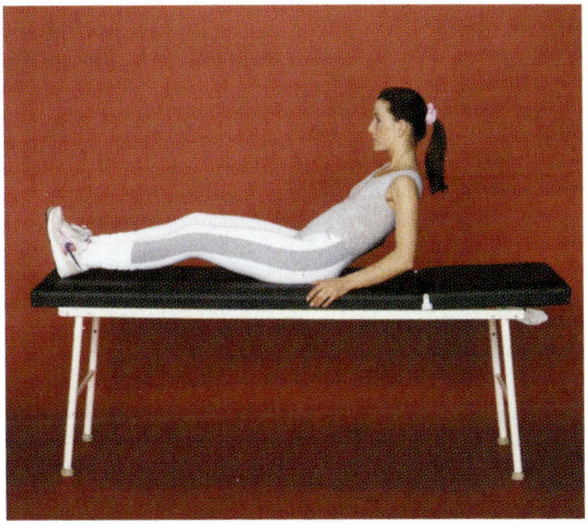

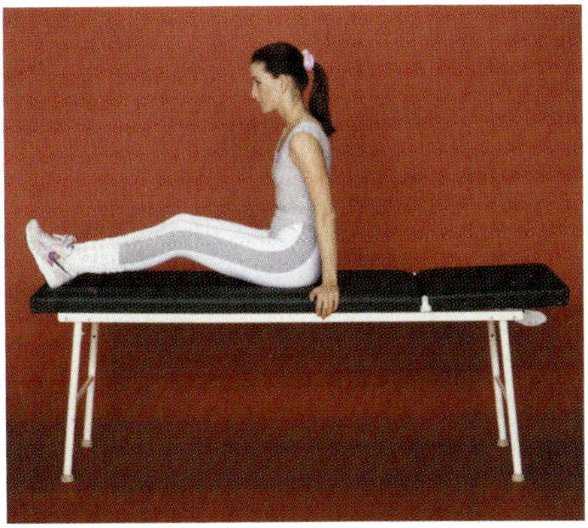

Abb. 68 a–c (oben und links): Rückenbelastendes Aufstehen aus der Rückenlage. Um den Rücken in die senkrechte Haltung zu führen, braucht man viel Kraft. Lendenwirbelschmerzen werden verstärkt. Nach Bauchoperationen und bei Bauchbrüchen sollte man keinesfalls so aufstehen.

Abb. 69: Wenn die Beine auf der Liege bleiben, behindern sie das Aufstehen zum Sitzen.

Abb. 70: Wenn die Oberschenkel einen stumpfen Winkel mit dem Oberkörper bilden, entsteht ein langer Hebel und eine schräge Achse.

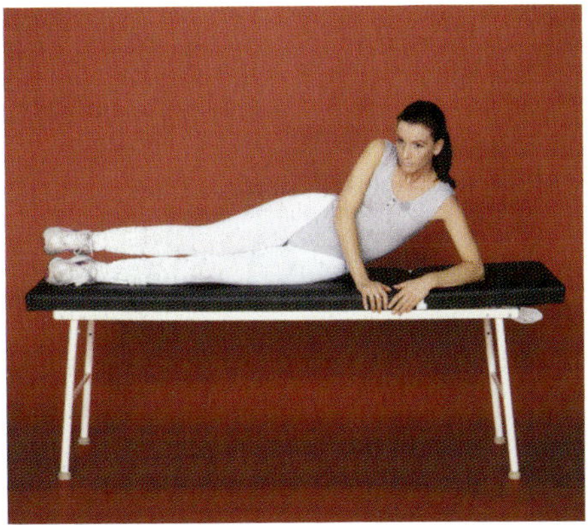

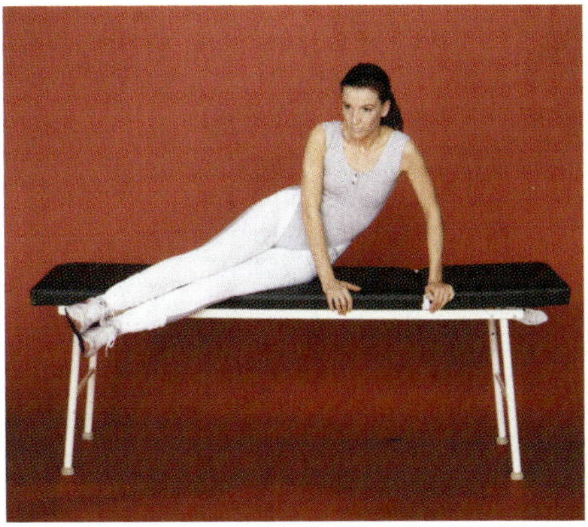

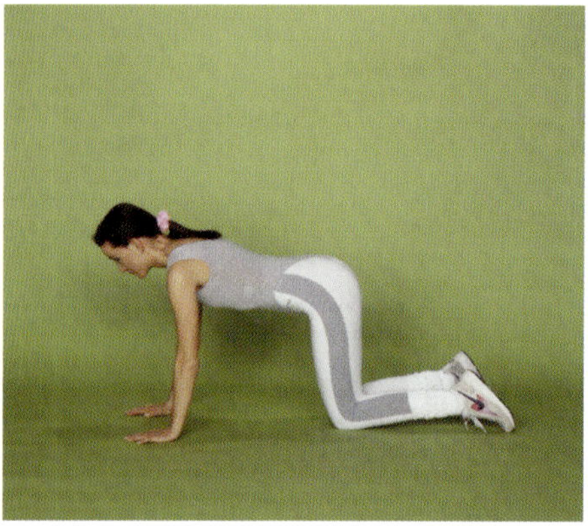

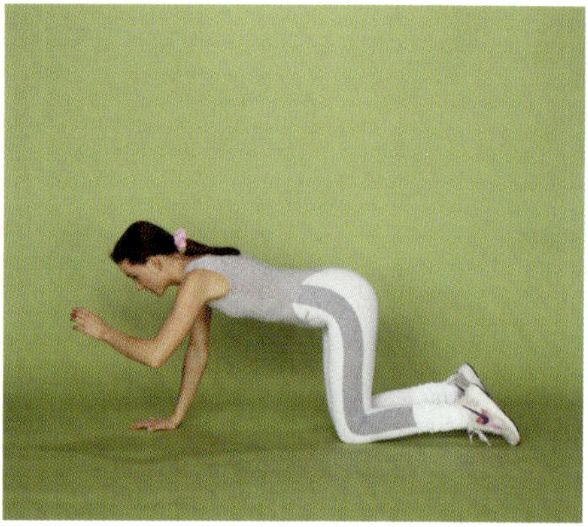

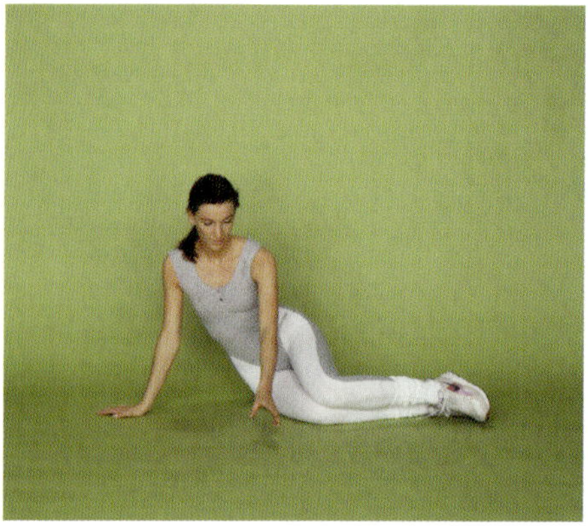

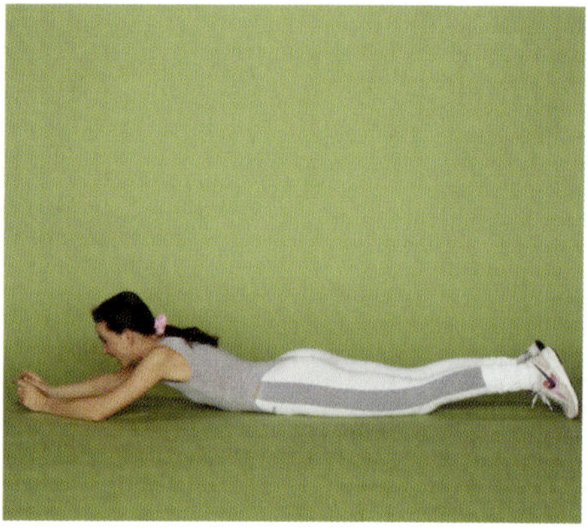

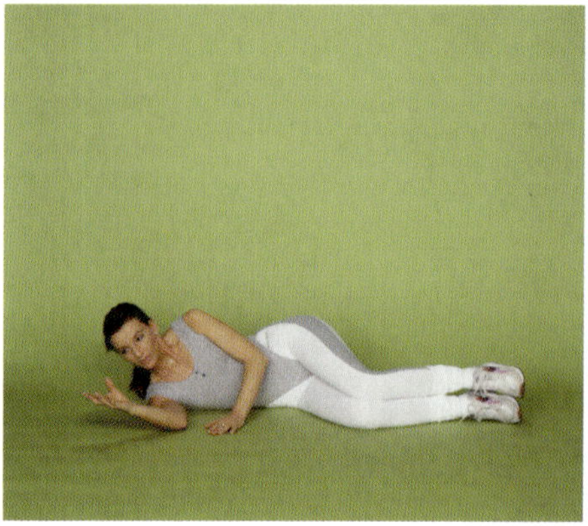

Abb. 71a–e:
Rückenentlastende Stellungen am Boden.
Oben links: Vierfüßlerstand
Oben rechts: Dreifüßlerstand
Mitte links: Stabile Sitzstellung
Mitte rechts: Bauchlage
Unten: Seitenlage

Gebräuchliche Fortbewegungsmittel

Ein weiterer wichtiger Aspekt im Alltagsleben ist die Fortbewegung. Hierbei spielen die Mittel, die der Mensch dazu benutzt, eine wichtige Rolle. Die gebräuchlichsten Fortbewegungsmittel, neben den öffentlichen Verkehrsmitteln, sollen hier in Hinsicht auf die richtige Haltung betrachtet werden: das Fahrrad und das Auto.

Fahrrad fahren

Bis vor nicht allzu langer Zeit wurden überwiegend Fahrräder benutzt, auf denen man aufrecht sitzend bequem fahren konnte. Für sportlichen Einsatz wurden Rennräder entwickelt. Die Neigung des Oberkörpers nach vorne verminderte den Windwiderstand. Durch die Schrägstellung der Oberschenkel konnte eine bessere Kraftübertragung auf die Pedale erfolgen. Durch die Verlagerung des Schwerpunkts nach vorne konnte man auch beim Erklimmen eines steilen Berges im Sattel bleiben. So wurden im Wettkampf schnellere Zeiten möglich. Über ähnliche Eigenschaften verfügt auch das Mountainbike. Solange diese Fahrradtypen von robusten, durchtrainierten Sportlern benutzt werden, wird es sicher kaum Probleme geben. Wird ein solches Gerät vom „Normalverbraucher" z.B. für Besorgungen, zum Radwandern, für Spazierfahrten oder zur Körperertüchtigung benutzt, ist es dafür nur bedingt tauglich und muss deshalb auf seine biomechanischen Auswirkungen in Bezug auf den Bewegungsapparat untersucht werden:

Durch die Neigung der Wirbelsäule nach vorne wird das Becken nach vorne gedreht. Dabei hebt sich das Sitzbein vom hinteren, gefederten Teil des Sattels, während sich das Schambein auf den vorderen, ungefederten Teil des Sattels drückt. Das Schambein ist so gut wie nicht gegen die Stöße von unten geschützt, die deshalb ungedämpft auf dieses übertragen werden. Diese Tatsache wird durch die Sattelkonstruktion nicht berücksichtigt, denn dort, wo jetzt das Schambein aufsitzt, befindet sich der härteste, nicht gefederte Teil des Sattels. Die Federn befinden sich immer noch dort, wo eigentlich jetzt keine Federung mehr notwendig ist (Abb. 72a und 72b).

Bei lange dauernder Benutzung von Fahrrädern vom Typ Rennrad/Mountainbike sind Gesundheitsstörungen nicht ausgeschlossen. Häufig entstehen Missempfindungen, nicht selten Beschwerden beim Wasserlassen und gelegentlich sogar Potenzstörungen. Das Schambein spielt bei der Geburt eine große Rolle. Man kann sich gut vorstellen, dass durch Überbeanspruchung Störungen in seiner Funktion und damit auch Störungen beim Geburtsablauf entstehen können.

Nicht nur das Schambein wird bei diesen Sporträdern vermehrt ungünstig beansprucht, sondern auch die Wirbelsäule: Je stärker die Wirbelsäule nach vorne geneigt ist, d.h. je waagrechter sie liegt, um so größer ist der Einfluss der Schwerkraft, weil sich die Wirbelkörper nicht mehr gegenseitig abstützen, wie bei senkrechter Haltung; zwischen dem Schultergürtel und dem Becken schwingt die Wirbelsäule frei. Die Bewegungsmöglichkeit der Brustwirbelsäule ist gering, sodass die meisten Stöße auf die viel beweglichere Lendenwirbelsäule übertragen werden.

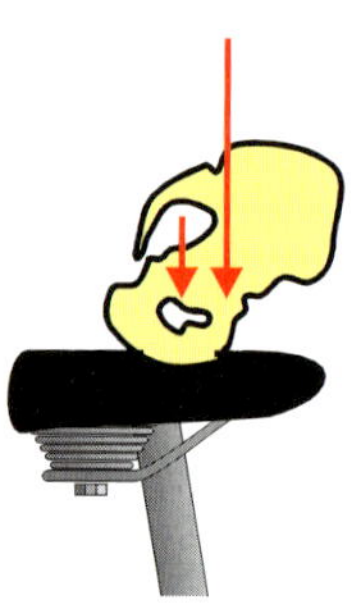

Beckenstellung auf dem Sattel

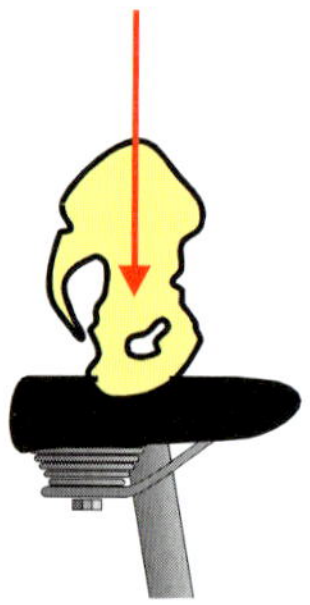

Abb.72a: Druck auf dem Schambein, Entlastung am Sitzbein (Typ Mountainbike)

Abb. 72b: Druck auf dem Sitzbein, Entlastung am Schambein (Typ Hollandrad)

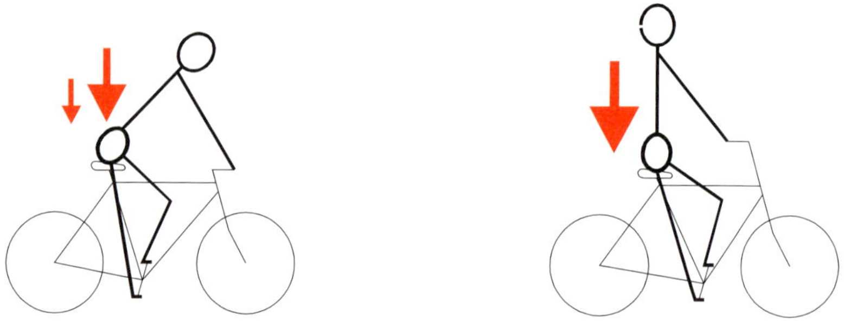

Abb. 72c: Schematische Darstellung der unterschiedlichen Druckverteilung bei den beiden Fahrradtypen

Es ergibt sich ein Impuls nach unten, im Sinne einer Verstärkung der Lendenwirbelsäulenkrümmung. Dies ist gleichbedeutend mit einem ruckartigen Zug an sämtlichen Bändern und einem verstärkten Druck auf die hinteren Bandscheibenanteile (Abb. 72c).

Auch die Halswirbelsäule wird überbeansprucht: Die Augen müssen aus Verkehrssicherheitsgründen die Fahrbahn überblicken können. Dazu muss der Hals überstreckt werden. Zudem muss der schwere Kopf von der Nackenmuskulatur währenddessen dauernd festgehalten werden. Diese schwere Tätigkeit muss auch aufrechterhalten bleiben, wenn durch Fahrbahnunebenheiten Stöße nach oben weitergeleitet werden (Abb. 73a).

All die beschriebenen Wirbelsäulenbelastungen entfallen, wenn man auf einem Fahrrad herkömmlicher Bauart (z. B. Hollandrad) fährt (Abb. 73b). Dabei sitzt man auf dem für das Sitzen geschaffenen Sitzbein über den Sattelfedern an der richtigen Stelle. Die Wirbelsäule kann in ihrer natürlichen, S-förmigen Krümmung bei aufrechtem Oberkörper gerade gehalten werden. Stöße von unten übertragen sich, soweit nicht genügend abgefedert, auf die Wirbelsäule in Längsrichtung: In dieser Richtung ist sie am stabilsten und am wenigsten anfällig. Die Augen können aus dieser Ruhehaltung die Fahrbahn spannungsfrei übersehen. Allerdings kann man auf solch einem herkömmlichen Fahrrad vom Typ Hollandrad nicht so schnell fahren und muss beim Bergauffahren frühzeitig absteigen und schieben.

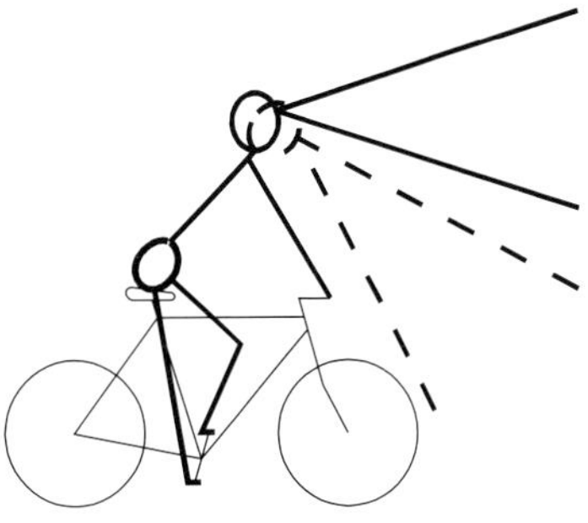

Abb. 73a: Erforderlicher Blickwinkel bedingt eine Überstreckung der Halswirbel.

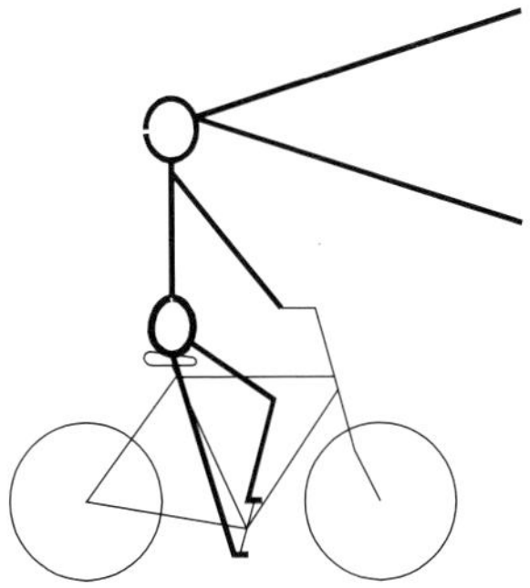

Abb. 73b: Bei aufrechter Sitzhaltung ist die Wirbelsäule gerade, der erforderliche Blickwinkel stellt sich von selbst ein.

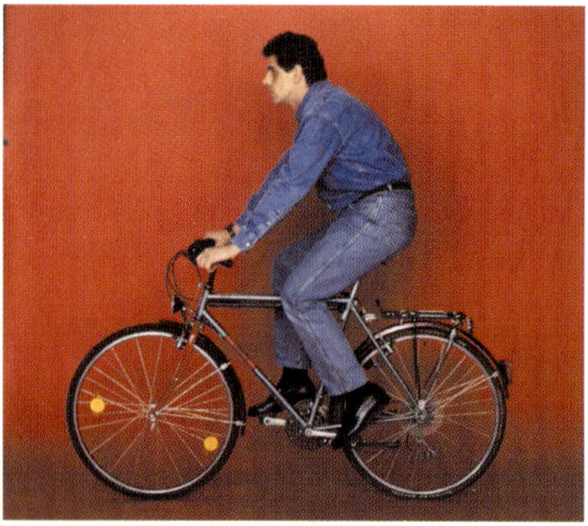

Abb. 74a: Der Fahrradtyp ist entscheidend. Dabei ist es egal, ob der Rücken gekrümmt oder gestreckt ist.

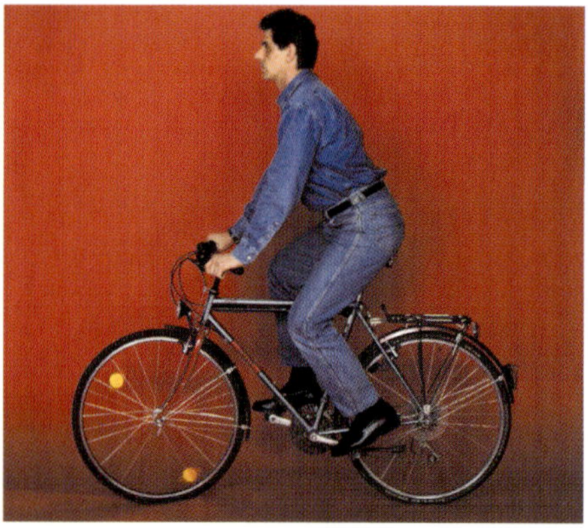

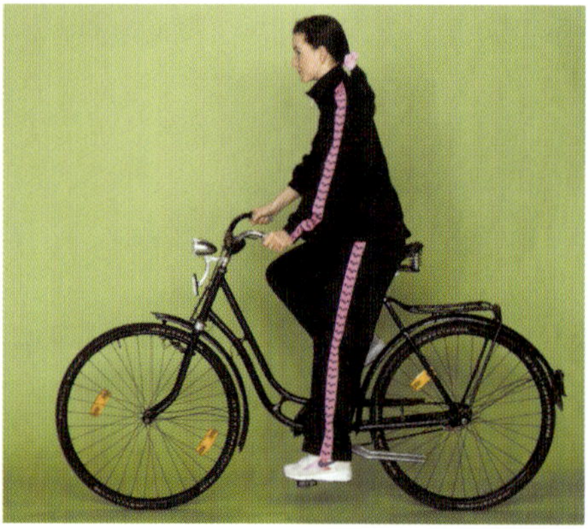

Abb. 74b: Auf einem entsprechenden Fahrrad kann man auch entspannt fahren.

Auto fahren

Das Auto nimmt als Fortbewegungsmittel eine zentrale Stellung in unserem Leben ein. Die Entwicklung schreitet voran: Es wird immer schneller, trotzdem leiser und sparsamer. Rückenschonender wird es jedoch leider nicht, obwohl ein Stab von Konstrukteuren sich damit beschäftigt. Die PKWs der ersten Stunde waren sogar ergonomischer und rückengerechter ausgerichtet als die fahrbaren Untersätze von heute:

Die ersten Autos waren den Kutschen nachempfunden. Auf ihnen konnte man aufrecht und entspannt sitzen. Der Wunsch nach höherer Geschwindigkeit verlangte nach Konstruktionen, bei denen der Windwiderstand möglichst gering war. Deswegen wurden die Fahrzeuge immer niedriger. Den verbliebenen Innenraum müssen Sitz und Fahrer teilen. Sie bilden beide die Konstanten für ergonomische Überlegungen.

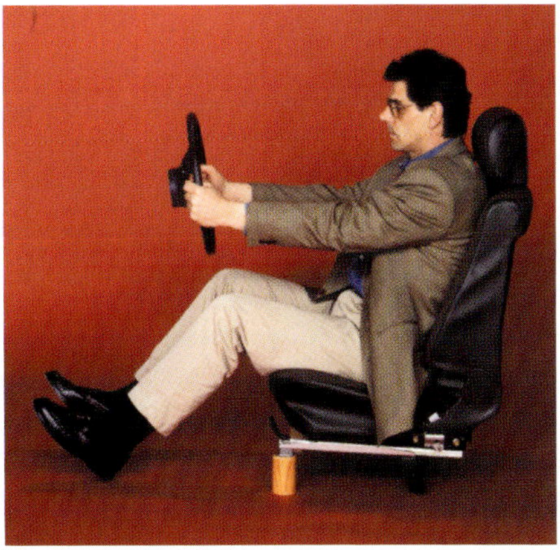

Abb. 75a: Belastende Sitzhaltung im normalen PKW

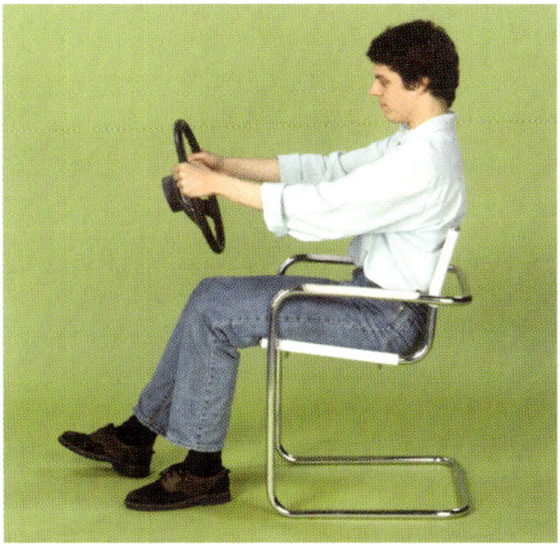

Abb. 75b: Entlastende Sitzhaltung im Jeep oder LKW

Die Sitzhöhe unterscheidet sich bei den verschiedenen Autotypen nur unwesentlich. Die Sitzhöhe und die Neigung der Sitzfläche (meist leicht nach hinten) schreiben die Haltung des Körpers bis zum Becken vor. Die abwechselnde Betätigung von Gas, Kupplung oder Bremse durch die Fußsohlen überträgt sich auf die Lendenwirbelsäule. Die Haltung des Oberkörpers ist variabel. Je weiter er sich nach vorne neigt, desto größer wird die Spannung im Lendenwirbelsäulenbereich; je weiter er

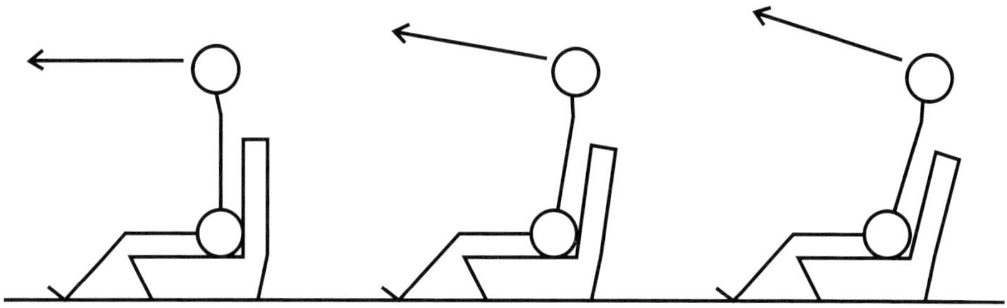

Abb. 76a: Entspannte Haltung von Kreuz und Nacken. Der erforderliche Blickwinkel wird nicht beibehalten.

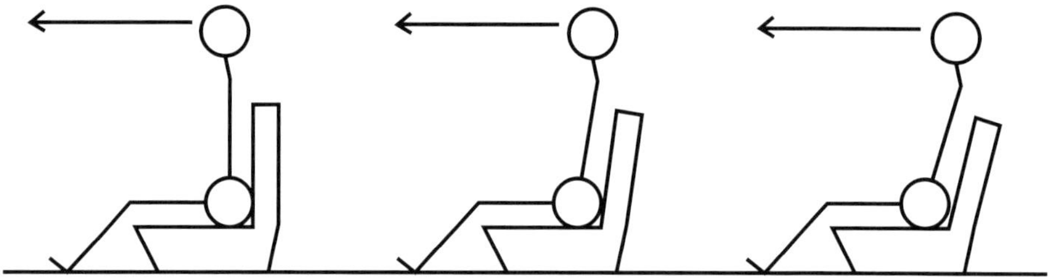

Abb. 76b: Zunehmende Kreuzbelastung von rechts nach links. Zunehmende Nackenbelastung von links nach rechts unter Beibehaltung des erforderlichen Blickwinkels parallel zur Fahrbahn.

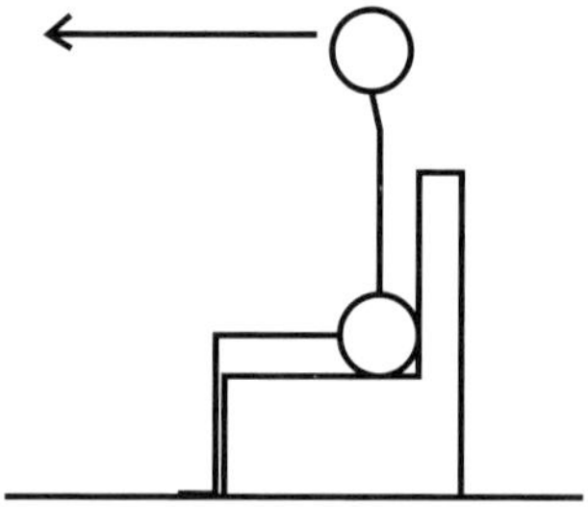

Abb. 76c: Entspannte Haltung unter Beibehaltung des Blickwinkels.

sich nach hinten lehnt, desto mehr muss der Nacken nach vorne geneigt werden, weil auch hier die Augen aus Gründen der Verkehrssicherheit parallel zur Fahrbahn gerichtet bleiben müssen (Abb. 76a, 76b und 76c).

Entspannte Sitzhaltung ist deswegen in einem PKW herkömmlicher Bauart nicht möglich. Kleinbusse oder Geländewagen sind so konstruiert, dass sie die Möglichkeit zum aufrechten, entspannten Sitzen bieten (Abb. 75a und 75b). Hier ist die Autoindustrie gefordert, mehr rückengerechte Fahrzeuge auf den Markt zu bringen, die auch den allgemeinen Bedürfnissen nach Bequemlichkeit, Geschwindigkeit, Kraftstoffverbrauch usw. entsprechen.

Da der Mensch das Maß aller Dinge ist, sollte er selbstverständlich auch das Maß für die ergonomische Konstruktion von Geräten darstellen, die er benutzt, und zwar für jeden Lebensbereich. Es kann nicht als ergonomisch bezeichnet werden, wenn man versucht, den Menschen den Geräten anzupassen, wie in den aufgeführten Beispielen beschrieben wurde.

Chancen für körpergerechte Bewegungen

Die von mir hier gezeigten Bewegungen sind, wie auch solche von anderen Schulen empfohlene, nicht in jeder Situation und für jede körperliche Verfassung anwendbar. Manchmal ist man körperlich nicht in der Lage, sich zu bücken oder etwas aufzuheben, weil man z. B. körperlich zu schwach ist, an einer chronischen oder akuten Gelenkerkrankung leidet oder sich einen Bandscheibenvorfall zugezogen hat. Bei solchen körperlichen Zuständen genügt es schon, wenn die Schmerzen einigermaßen erträglich sind und die nötigsten Bewegungen überhaupt möglich sind.

Auch äußere Umstände wie Bekleidung oder örtliche Gegebenheiten erlauben nicht immer eine körpergerechte, richtige Bewegung: So kann gelegentlich schon ein enger Rock oder elegantes Schuhwerk die Bewegungsfreiheit beeinträchtigen. Räumliche Enge (wie vollgestellte Räume, Wendeltreppen, Kellerschächte o. Ä.) ermöglichen nur bestimmte Bewegungen, wie z. B. eine Rumpfbeuge oder Hocke oder eine Mischung aus beiden, die so genannte Freestyletechnik. Normalerweise sind diese Bewegungsformen nicht empfehlenswert, verursachen aber, in Ausnahmesituationen angewandt, beim gesunden Menschen keinen Schaden. Dasselbe gilt z. B. für überfüllte Verkehrsmittel oder für Veranstaltungen mit vielen Besuchern, wie sportliche und kulturelle Veranstaltungen.

Es kommt in der Regel selten vor, dass man sich in einer derartig einengenden Situation befindet. Nicht jeden Tag muss man einen engen Rock tragen, ebenso besucht man nicht jeden Tag eine Theateraufführung und nicht immer fällt etwas in einem überfüllten Verkehrsmittel auf den Boden. Solche Ausnahmesituationen kann man vernachlässigen. Sie fallen angesichts der großen Zahl möglicher, falscher Alltagsbewegungen nicht mehr ins Gewicht. Wichtig ist hierbei vor allem: Muss man sich schon „falsch" bewegen, sollte dies konzentriert und bedächtig erfolgen und nicht schnell, ruckartig und unkonzentriert, denn dann droht die Gefahr eines „Hexenschusses" oder gar eines Bandscheibenvorfalls.

Diesen Ausnahmesituationen im täglichen Leben stellt sich die Situation gegenüber, der man ständig ausgesetzt ist: der Arbeitsplatz im Berufsleben. Hier sind häufig *Bedingungen vorgegeben*, die den ergonomischen Bedürfnissen des Arbeitnehmers nicht entsprechen. Oft kann man durch Organisation mit einfachen Mitteln viel erreichen. Oft ist eine Änderung nur allmählich möglich. Zumindest bei Neueinrichtungen sollten die ergonomischen Erfordernisse berücksichtigt werden.

Fazit

Nachdem ich den Patienten meine Bewegungsanleitungen gegeben habe, wenden viele ein, dass sie sich am Arbeitsplatz oder im Haushalt nicht an meine Empfehlungen halten können, worauf ich ihnen immer antworte, sie könnten die falschen Bewegungen natürlich nur dort vermeiden, wo die äußeren Bedingungen dies zulassen. Es gibt allerdings viele Gelegenheiten, sich „richtiger" zu bewegen, wo man dies bisher nicht für möglich gehalten hat. Es lohnt sich immer darüber nachzudenken, wie man sich und seine Umgebung anders einrichten kann oder wie man sich anders, im Sinne der vorher gemachten Vorschläge rückengerecht bewegen kann. Der Rücken und die Kniegelenke bedanken sich dafür.

Anhang

Die meisten herkömmlichen Rückenschulen bauen auf der Empfehlung auf, beim Heben von Lasten in die Hocke zu gehen. Dieses Prinzip wird einer rückenfreundlichen Bewegung, wie ich im Vorhergehenden auseinandergesetzt habe, nicht gerecht. Gerade in letzter Zeit wird immer mehr durch wissenschaftliche Studien belegt, dass Rückenschulen keine oder nur geringe Wirkung haben (Leclaire R., Kanada; Weber M., Schweiz). Die Erkenntnisse des geistigen Vaters der Rückenschullehre, A. Nachemson, wurden durch H. J. Wilke (Universität Ulm) in Zweifel gezogen.

A. Fromme (Universität Münster) weist nach, dass der Kraftaufwand nach der u. a. auch von A. Brügger vorgeschlagenen Hebetechnik aus der Hocke erheblich höher ist als bei konventioneller Hebetechnik. Dies kann man annäherungsweise auch ohne Versuche relativ einfach nach den geltenden mechanischen Gesetzen berechnen.

Die folgenden Darstellungen zeigen das Annäherungsmodell mit der mathematischen Berechnungsformel.

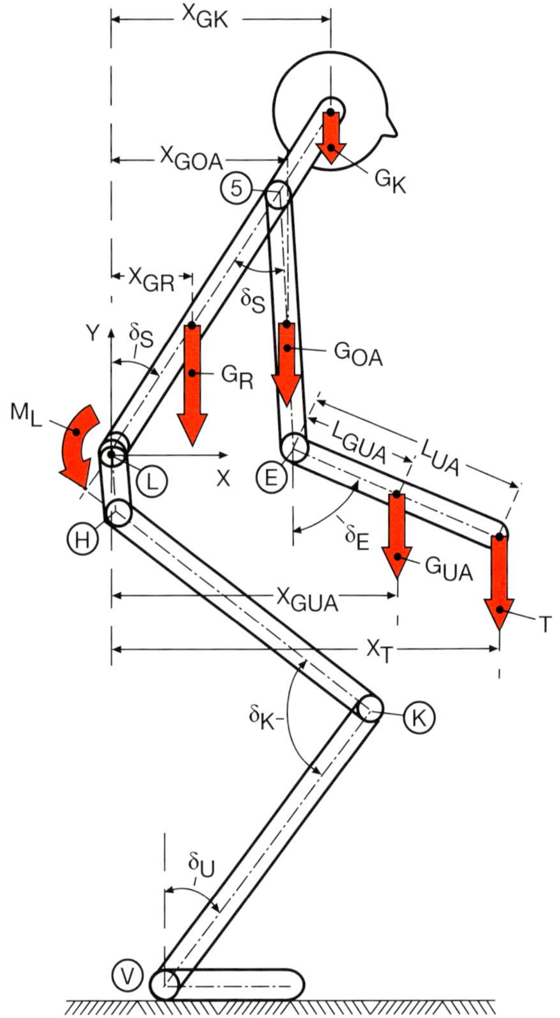

Annäherungsmodell für die Belastung der Rückenmuskulatur

Resultierende Kraft im Kniegelenk (Kraft von Kniescheibe auf Kniegelenk und viz.)

$$c = \sqrt{(l_{SO})^2 + (l_{SU})^2 - 2 \cdot l_{SO} \cdot l_{SU} \cdot \cos(\delta_K)}$$

$$\alpha_2 = \arcsin\left(\frac{l_{SU}}{c} \cdot \sin(\delta_K)\right)$$

$$\beta_2 = 180 \cdot \text{Grad} - \delta_K - \alpha_2$$

$$\gamma = 180 \cdot \text{Grad} - \alpha_1 - \alpha_2 - \beta_1 - \beta_2$$

$$\boxed{R_K = S_R \cdot \sqrt{2 \cdot (1 + \cos(\gamma))}}$$

G[N]	750
Gok[N]	400
Gos[N]	100
Loa[m]	0,34
Lua[m]	0,34
Lr[m]	0,5
Los[m]	0,4
Lso[m]	0,4
Lgos[m]	0,2
Lus[m]	0,37
Lsu[m]	0,1
r[m]	0,05
Lf[m]	0,25
α1[°]	7,2
β1[°]	30

δ_K[°] δ_V[°]	180 0	167 5	129 20	103 30	90 35
$\Delta\delta$[rad]	1,57	1,43	1,03	0,75	0,61
Gokyo[N]	0	28	103	146	164
Gosyo[N]	0	14	52	73	82
Soyo[N]	0	35	129	183	205
S[N]	0	278	1027	1459	1634
Su[N]	0	278	1027	1459	1634
So[N]	0	278	1027	1459	1634
Qo[N]	**0**	**-7**	**-26**	**-37**	**-41**
Gokxo[N]	200	198	171	136	115
Gosxo[N]	100	99	86	68	57
Soxo[N]	0	275	1019	1447	1621
No[N]	**300**	**572**	**1276**	**1652**	**1793**
Goxu[N]	300	299	282	260	246
Suxu[N]	0	240	890	1263	1415
Nu[N]	**-300**	**-540**	**-1190**	**-1563**	**-1715**
Goyu[N]	0	26	103	150	172
Suyu[N]	0	139	514	729	817
Qu[N]	**0**	**113**	**411**	**579**	**645**
c [m]	0,50	0,50	0,47	0,43	0,41
α_2[°]	0,00	2,59	9,53	12,99	14,04
β_2[°]	0,00	10,41	41,47	64,01	75,96
γ[°]	143	130	92	66	53
Rk[N]	**0**	**236**	**1430**	**2450**	**2927**

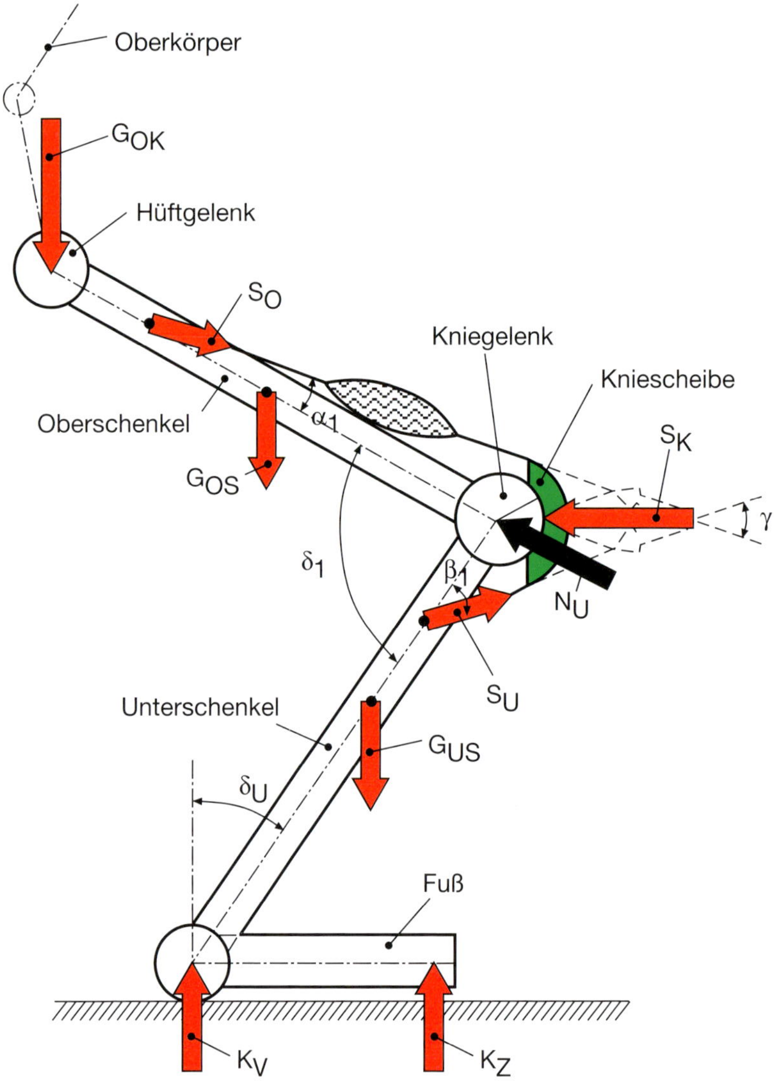

Annäherungsmodell für die Belastung im Kniegelenk

Lendenwirbelmoment um frontale Bewegungsachse

$$A = 90 - \delta_L$$

$$B = 90 - (\delta_S - \delta_L)$$

$$C = \delta_E - [90 - (\delta_S - \delta_L)]$$

$$X_{GR} = l_{GR} \cdot \cos(A)$$

$$X_{GK} = (l_R + l_{GK}) \cdot \cos(A)$$

$$X_{GOA} = l_R \cdot \cos(A) + l_{GOA} \cdot \cos(B)$$

$$X_{GUA} = l_R \cdot \cos(A) + l_{OA} \cdot \cos(B) + l_{GUA} \cdot \cos(C)$$

$$X_T = l_R \cdot \cos(A) + l_{OA} \cdot \cos(B) + l_{UA} \cdot \cos(C)$$

Gr[N]	250
Gk[N]	50
Goa[N]	50
Gua[N]	50
T[N]	0
Lr[m]	0,5
Lgk[m]	0,2
Loa[m]	0,34
Lua[m]	0,34
Lgr[m]	0,2
Lgoa[m]	0,17
Lgua[m]	0,17

$$M_L = x_{GR} \cdot G_R + x_{GK} \cdot G_K + x_{GOA} \cdot G_{OA} + x_{GUA} \cdot G_{UA} + x_T \cdot T$$

Lendenwirbelmoment

δ_L[°]	0	30	60	90
δ_S[°]	0	30	60	90
δ_E[°]	0	0	0	0
A[rad]	1,57	1,05	0,52	0,00
B[rad]	1,57	1,57	1,57	1,57
C[rad]	−1,57	−1,57	−1,57	−1,57
X_{GOAS}[m]	0,00	0,00	0,00	0,00
X_{GUAS}[m]	0,00	0,00	0,00	0,00
X_{LS}[m]	0,00	0,00	0,00	0,00
MS[Nm]	**0**	**0**	**0**	**0**
X_{GR}[m]	0,00	0,10	0,17	0,20
X_{GK}[m]	0,00	0,35	0,61	0,70
X_{GOA}[m]	0,00	0,25	0,43	0,50
X_{GUA}[m]	0,00	0,25	0,43	0,50
X_T[m]	0,00	0,25	0,43	0,50
ML[Nm]	**0**	**68**	**117**	**135**

G	Gesamtgewicht
G_K	Gewicht Kopf + Hals
G_{OA}	Gewicht Oberarm
G_{UA}	Gewicht Unterarm
G_R	Gewicht Rücken
G_{OK}	Gewicht Oberkörper
G_{OS}	Gewicht Oberschenkel
G_{US}	Gewicht Unterschenkel
G_F	Gewicht Fuß
T	Traglast
$S_O=S_U=S_R$	Kraft in Oberschenkel bzw. Unterschenkel
Q_O	Querkraft in Oberschenkel
N_O	Normalkraft in Oberschenkel
Q_U	Querkraft in Unterschenkel
N_U	Normalkraft in Unterschenkel
R_K	Resultierende Kraft im Kniegelenk
K_V	Fußauflagerkraft
K_Z	Fußauflagerkraft
M_L	Lendenwirbelmoment um frontale Bewegungsachse in L
M_S	Schultermoment um S
l_{OA}	Länge Oberarm
l_{UA}	Länge Unterarm
l_R	Länge Rücken
l_{OS}	Länge Oberschenkel
l_{US}	Länge Unterschenkel
l_F	Länge Fuß
r	mittlerer Kniescheibenabstand
c	Abstand der beiden Sehnenanlenkpunkte
l_{GK}	Schwerpunktabstand Kopf von Schulterbezugspunkt S
l_{GOA}	Schwerpunktabstand Oberarm von Schulterbezugspunkt S
l_{GUA}	Schwerpunktabstand Unterarm von Ellenbogenbezugspunkt E
l_{GR}	Schwerpunktabstand Rücken von Lendenbezugspunkt L
l_{GOS}	Schwerpunktabstand Oberschenkel von Kniebezugspunkt K
l_{SO}	Abstand zwischen Sehnenanlenkpunkt Oberschenkel und Kniebezugspunkt K
l_{SU}	Abstand zwischen Sehnenanlenkpunkt Unterschenkel und Kniebezugspunkt K
x...	horizontaler Hebelarm der Kräfte bezüglich x, y-System im Lendenbezugspunkt L
α_l	Anlenkwinkel der Sehne am Oberschenkelknochen
β_l	Anlenkwinkel der Sehne am Unterschenkelknochen
γ	Schenkelwinkel der Sehnenkraftwirkungslinien
δ_E	Armbeugewinkel
δ_K	Kniebeugewinkel
δ_L	Winkel zwischen Oberschenkel und Körperlängsachse
δ_U	Neigungswinkel Unterschenkel
δ_S	Winkel zwischen Oberarm und Körperlängsachse

Indices

x_O, y_O	bezeichnet die Größen im Koordinatensystem des Hüftgelenkbezugspunktes H
x_U, y_U	bezeichnet die Größen im Koordinatensystem des Fußgelenkbezugspunktes V

Literaturverzeichnis

Bäker, Bernhard: *Die verrückte Bandscheibe,* München: Ehrenwirth, 1980

Baud, Bernhard: *Leben mit der Bandscheibe,* Bern: Huber, 1983

Beitel, Helga: *Wirbelsäulengymnastik,* München: Müller und Steinike, 1992

Brügger, Alois: *Gesunde Körperhaltung im Alltag,* Zürich: Verlag Dr. A. Brügger, 1990

Dustmann, Hans Ott: *Aktiv gegen Rückenschmerz,* München: Piper, 1993

Ernser, Andrea, und Luckinger Karger, Ingeborg: *Gesunder Rücken,* Berlin: Stiftung Warentest, 1996

Greissing, Hans, und Zillo, Adriano: *Zillgrei gegen Rückenschmerzen,* München: Mosaik, 1991

Hess, Heinrich: *Rückenschmerzen,* Niedernhausen: Falken

Höfling, S., und Kaisser, P. J.: *Rückenschule interdisziplinär,* Berlin: Springer

Höfling, G.: *Schlechte Haltung beim Schreiben – Ursache und Beseitigung,* Berlin: Hippokrates, 1995

Krämer, Jürgen: *Bandscheibenbedingte Erkrankungen,* Stuttgart/New York: Thieme, 1996

Laser, Tom: *Lumbale Bandscheibenschäden,* München: W. Zuckschwert, 1988

Leibold, Gerhard: *Rückenschmerzen,* Niedernhausen: Falken, 1996

Melas, Ileana: *Die natürliche Bewegung,* Stuttgart: Trias, 1993

Nentwig, Christian G./Krämer, Jürgen/Ullrich, Carl, H.: *Die Rückenschule,* Gifhorn: Enke, 1988

Savage, Fred L.: *Polyarthritis und Arthrose,* Kreuzlingen: Ariston, 1994

Tilscher, Hans, und Eder, Manfred: *Wirbelsäulenschule aus ganzheitlicher Sicht,* Stuttgart: Hippokrates, 1999

Zauner, Renate: *Rückenschmerzen natürlich behandeln,* München: Gräfe und Unzer, 1989

Über den Autor

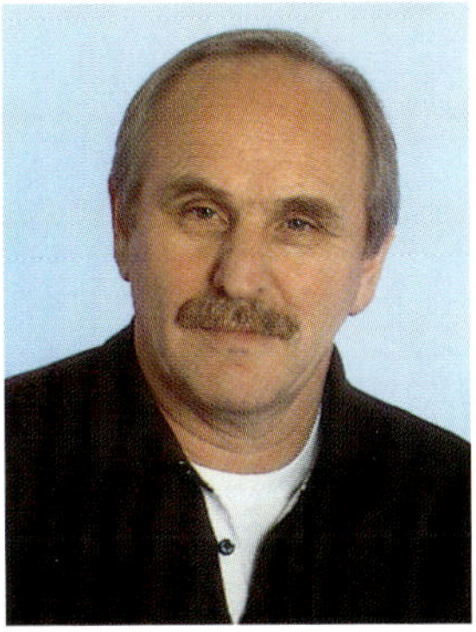

Dr. med. Peter Schleuter, Jahrgang 1945, stammt aus München und studierte dort Medizin (1965 bis 1971). Anschließend fünfjährige klinische Tätigkeit in verschiedenen Krankenhäusern. Seit 1976 praktiziert er als Arzt für Allgemeinmedizin in Herrsching am Ammersee und behandelt in seiner Praxis seit vielen Jahren schwerpunktmäßig Rückenleiden. Mit Erfolg hat er dabei Methoden der Chirotherapie und Osteopathie sowie Naturheilverfahren eingesetzt.

Bitte beachten Sie auch die Hinweise auf den folgenden Seiten

F. Batmanghelidj:

Rückenschmerzen und Arthritis

Das Selbsthilfebuch

157 Seiten. ISBN 3-932098-23-4

Der Autor setzt sich als Arzt für patientenzentrierte, einfache medizinische Lösungen ein. Er erklärt einen ausgeglichenen Wasserhaushalt im Körper als wesentlich für eine stabile und bewegliche Wirbelsäule. Sein Bewegungsübungsprogramm zur Rückführung verlagerter Bandscheiben sowie zur Stärkung der Muskulatur ist leicht verständlich und direkt zu Hause durchführbar.

Eine lehrreiche Darstellung für alle Betroffenen, die eine Anregung zur Prävention und Pflege bei Rückenschmerzen, rheumatischem Gelenkschmerz und Arthritis suchen.

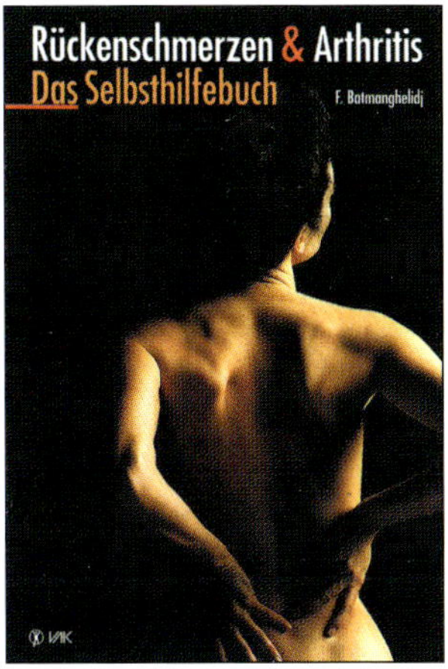

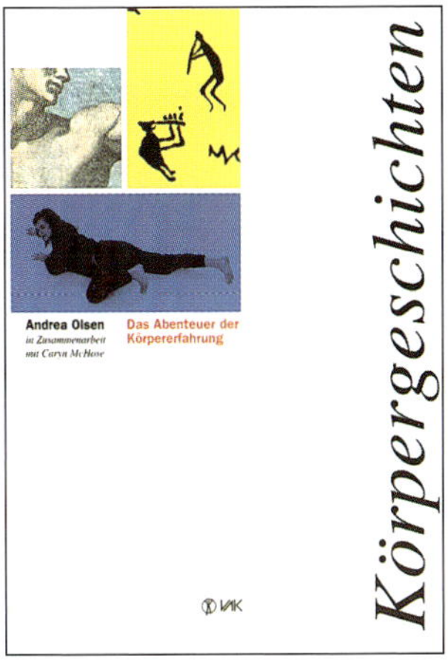

Andrea Olsen, Caryn McHose:

Körpergeschichten

Das Abenteuer der Körpererfahrung

170 Seiten. ISBN 3-924077-34-7

Diese Körpergeschichten können Ihre Selbstwahrnehmung gründlich verändern: Das Buch führt Sie durch 31 Lektionen praktischen Übens und Reflektierens zu einer Begegnung mit dem eigenen Körper. Eine spannende, leicht verständliche, zugleich fachlich qualifizierte Einführung in die Anatomie des Menschen, ursprünglich für Tänzer gedacht, aber von Nutzen für alle, die ihren Körper besser kennenlernen wollen.

Das **IAK Institut für Angewandte Kinesiologie GmbH, Freiburg,** veranstaltet laufend Kurse in *Touch For Health* (Gesund durch Berühren), in *Edu-Kinestetik*, in Entwicklungskinesiologie und in vielen anderen Bereichen der Angewandten Kinesiologie.

Dank enger persönlicher Kontakte zu den Pionieren der AK ist das Institut in der Lage, ständig die neuesten Entwicklungen auf diesem Gebiet zu präsentieren. Außerdem fördert das Institut die Verbreitung der Angewandten Kinesiologie im deutschsprachigen Raum durch Weitergabe von Kontaktadressen und Literaturhinweisen.

Das Kursprogramm des IAK und weitere Auskünfte erhalten Sie (nach Voreinsendung von Briefmarken im Wert von 3,– DM) bei:

IAK Institut für Angewandte Kinesiologie GmbH, Freiburg

Eschbachstraße 5, D-79199 Kirchzarten, Telefon 076 61-98 71-0, Telefax 076 61-98 71-49

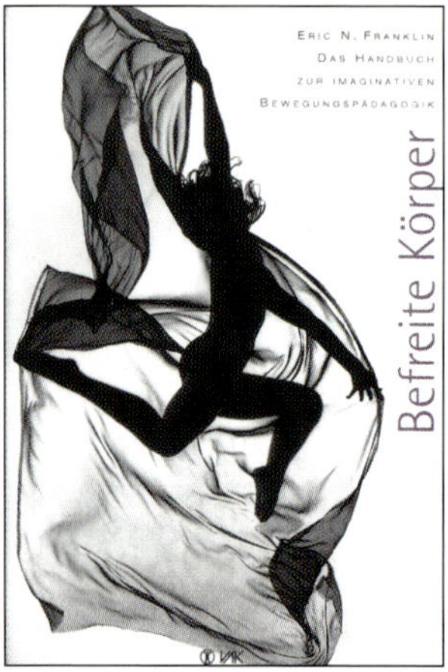

Eric N. Franklin:

Befreite Körper

Das Handbuch zur imaginativen Bewegungspädagogik

341 Seiten. ISBN 3-932098-26-9

Die persönliche Haltung und Beweglichkeit verbessern und Verspannungen lösen – das bringt der Autor – Tänzer und „Tanzmediziner" – humorvoll und leicht nachvollziehbar nahe. *Befreite Körper* ist geschrieben für: Körpertherapeuten, Tänzer und alle, die sich leichter bewegen möchten.

Mary Louise Muller:

Selbsthilfeübungen zur kranialen Integration

47 Seiten. ISBN 3-924077-76-2

Eine übersichtliche Einführung in das kraniosakrale System sowie eine Erläuterung der ausgleichenden Wirkungen, die uns das gesunde Funktionieren dieses Systems verschafft. Ein praktischer Teil mit Übungen zur Selbsthilfe macht die einfachen und wirkungsvollen Techniken jedem anwendbar.

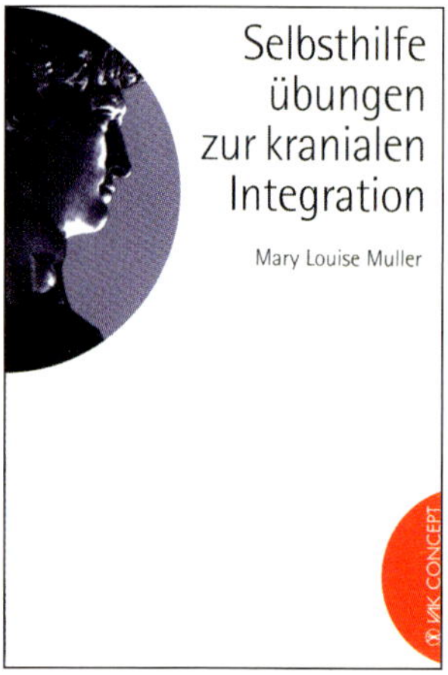

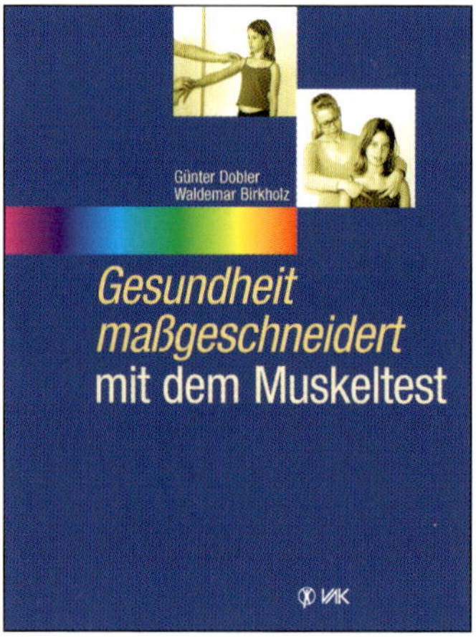

Günter Dobler, Waldemar Birkholz:

Gesundheit maßgeschneidert mit dem Muskeltest

183 Seiten. ISBN 3-932098-56-0

Jeder braucht etwas anderes, um gesund zu bleiben. Dieses Buch bietet einen „Fahrplan" für das persönliche Wohlergehen mit Hilfe des kinesiologischen Muskeltests: Tests und Ratschläge zu Allergien, Blütenessenzen, Ernährung, Aromatherapie, Edelsteinen, Elektrostress, Farben, Heilkräutern und Tees, Mineralstoffen, Zimmerpflanzen, zum Schlafplatz, zu Stressoren und zu vielem mehr.